DE

L'ANÉMIE DES MINEURS

ET SPÉCIALEMENT

DES ERREURS DE DIAGNOSTIC QU'ELLE PRODUIT

PAR

LE Dʳ AUGUSTE ROUX

Ancien Externe des Hôpitaux de Lyon
Ancien Interne des Hôpitaux et de la Maternité de Saint-Étienne

LYON

IMPRIMERIE ALEXANDRE REY

4, RUE GENTIL, 4

1892

DE

L'ANÉMIE DES MINEURS

ET SPÉCIALEMENT

DES ERREURS DE DIAGNOSTIC QU'ELLE PRODUIT

DE

L'ANÉMIE DES MINEURS

ET SPÉCIALEMENT

DES ERREURS DE DIAGNOSTIC QU'ELLE PRODUIT

PAR

LE DR AUGUSTE ROUX

Ancien Externe des Hôpitaux de Lyon
Ancien Interne des Hôpitaux et de la Maternité de Saint-Étienne

LYON

IMPRIMERIE ALEXANDRE REY
4, RUE GENTIL, 4

1892

AVANT-PROPOS

Notre intention n'est pas de faire une étude complète
de l'affection dite *anémie des mineurs ;* ce sujet a été, à
maintes reprises, traité par quantité d'auteurs, qui tous
l'ont envisagé sous un jour différent de celui sous lequel
nous le présentons aujourd'hui. Nous désirons montrer
que cette affection, rare à l'heure actuelle, est différente
de celle décrite par Perroncito et qu'elle donne lieu souvent à de nombreuses erreurs de diagnostic.

Cette thèse comprendra quatre chapitres :

Dans le premier, nous ferons l'historique de la question ;

Le deuxième chapitre montrera que l'anémie des mineurs est très différente de l'anémie du Saint-Gothard ;

Le troisième chapitre fera connaître combien l'hygiène
des mineurs a été modifiée, ces dernières années, et a
rendu rare l'affection dite *anémie des mineurs ;*

Dans le quatrième et dernier chapitre, nous faisons le

diagnostic différentiel de l'anémie des mineurs, et nous montrons que presque toujours, derrière cette anémie, il est une autre affection qui tient celle-ci sous sa dépendance.

Mais avant d'entrer en matière, c'est avec un véritable plaisir que nous saisissons l'occasion qui nous est offerte de témoigner notre reconnaissance à nos excellents et vénérés maîtres.

Nous remercions M. le professeur Tripier d'avoir bien voulu accepter la présidence de cette thèse, dont le sujet nous a été inspiré par MM. Chavanis et Roussel, médecins de l'Hôtel-Dieu de Saint-Étienne; leurs conseils bienveillants ne nous ont jamais fait défaut; avec une complaisance infinie, ils ont mis à notre disposition tous les documents qui pouvaient nous être utiles; nous les en remercions très sincèrement.

M. le Dr Blanc, chirurgien de l'Hôtel-Dieu de Saint-Étienne, nous a honoré depuis longtemps d'une amitié dont nous estimons tout le prix : il a été pour nous un maître bienveillant et dévoué, et, à ce titre, il a droit à toute notre reconnaissance.

Nous sommes heureux et fier d'avoir été l'élève de MM. Duchamp, chirurgien de l'Hôtel-Dieu de Saint-Étienne; Vincent, chirurgien de la Charité de Lyon; Gayet, professeur de clinique ophtalmologique à l'Hôtel-Dieu de Lyon, et Gailleton, professeur des maladies cutanées à la Faculté de Lyon. Qu'ils reçoivent ici tous nos remerciements pour les savantes leçons que nous en avons reçues.

M. J. Audry, médecin des hôpitaux de Lyon, a été notre premier maître : pendant les six mois que nous avons pu suivre son service, il nous a toujours témoigné une grande affection ; il a bien voulu, dans la suite, nous aider de ses conseils éclairés ; qu'il reçoive ici l'expression de toute notre gratitude.

Merci à M. Ducher, pharmacien de l'Hôtel-Dieu de Saint-Étienne, dont nous avons mis très souvent la science à contribution.

Nous adressons tous nos remerciements à nos excellents amis, M. le Dr Borry, de Lyon ; MM. Choupin et Mathian, internes des hôpitaux de Saint-Étienne, pour le bienveillant concours qu'ils nous ont prêté.

DE

L'ANÉMIE DES MINEURS

ET SPÉCIALEMENT

DES ERREURS DE DIAGNOSTIC QU'ELLE PRODUIT

CHAPITRE PREMIER

HISTORIQUE

Le mot *anémie* est d'origine toute moderne, c'est en effet Michel Alberti qui, le premier, fit soutenir à Hall en 1732, une thèse intitulée *De anemiâ*, par un de ses élèves, Ch. Daumius.

Toutefois, si le mot est nouveau, depuis longtemps déjà on connaissait l'état morbide désigné par ce mot, et les ouvrages hippocratiques consacrent déjà de longues pages à cet état particulier ; mais c'est Hallé qui, le premier, appliqua ce mot à une maladie des mineurs : Hallé, étudiant l'épidémie qui sévit en 1802 sur les mineurs d'Anzin, et remarquant l'état d'anémie dans lequel se trouvaient ces malades, fit de l'anémie des mineurs une entité pathologique jusqu'alors non décrite.

Les deux mémoires de Hallé[1] firent époque et donnèrent lieu à beaucoup d'autres monographies, qui toutes brillaient par la description symptomatique de l'affection, mais restaient muettes sur sa pathogénie. On invoquait tour à tour l'eau, les gaz délétères que l'on trouve dans les mines, le genre de vie des mineurs, sans tirer une conclusion nette et précise. Remarquons que déjà à cette époque le défaut d'aération était incriminé : nous lisons en effet dans une thèse de Paris, parue en 1818, les lignes suivantes : « Le renouvellement de l'air s'y faisait mal (fosse du Vivier, compagnie d'Anzin), et l'on y éprouvait une gêne sensible de la respiration. Les chandelles, dont se servaient les ouvriers pour éclairer leurs travaux, y brûlaient faiblement et donnaient peu de clarté[2]. »

Les médecins consultés à cette époque conseillaient déjà une meilleure ventilation dans les galeries ; ils entrevoyaient la véritable cause, le seul facteur étiologique de l'anémie des mineurs.

Exagérant la portée des travaux de Hallé, les médecins de son époque firent de l'anémie une entité pathologique spéciale aux mineurs, et c'est ainsi que, dans le *Dictionnaire en trente volumes*, à l'article signé CHOMEL « l'histoire de l'épidémie d'Anzin tient la place principale dans

[1] Observation sommaire sur une maladie qu'on peut nommer anémie, ou privation de sang, qui a attaqué les ouvriers d'une galerie dans une mine d'anthracite ou charbon de terre en exploitation à Anzin, près Valenciennes, Paris, 1802, in- 8°. Dans la *Bibliothèque médicale*, t. VI, p. 195-203 ; et dans le *Journal de médecine de Corvisart*, t. IX, ou XIII, p. 17, 71, 158).

Observation additionnelle sur l'anémie qui a attaqué les ouvriers de la mine d'Anzin (Paris, 1803 ; in-8°, *Bibliothèque médicale*, t. VI. p. 342-344).

[2] Caudron (de Condé), thèse, Paris, 1818.

l'histoire de l'épidémie[1]». Mais bientôt avec Dubini (1838) s'ouvrit une ère nouvelle : on peut dire qu'alors commence la seconde période, période que nous appellerons surtout étiologique. Tandis que les auteurs de la première période s'étaient attachés à décrire la symptomatologie de l'anémie, ceux de la période suivante ne verront que le côté étiologique.

Comme pour beaucoup de découvertes médicales, ce fut le hasard qui mit sur la voie : Dubini, en faisant à l'hôpital de Milan l'autopsie d'une jeune paysanne, découvrit un ver spécial, qu'il dénomma ankylostome. Poursuivant ses recherches, il vit que ce parasite était très fréquent chez les habitants de la haute Italie, puisque sur cent autopsies il le trouva vingt fois. Dubini relata sa découverte et conclut que ce parasite n'avait pas d'importance pathologique. La grande fréquence du parasite, chez les malades de n'importe quelle profession, était pour lui une preuve de sa faible nocivité. Du reste, dans les monographies[2] qui furent écrites jusqu'en 1877 sur l'anémie des mineurs, on fit à peine mention de ce parasite.

Cette question de l'anémie des mineurs, à peine entrevue jusqu'alors, préoccupait toujours vivement le corps médical des divers bassins houillers, et, en 1875, cette question fut mise au concours par la Société de médecine de la Loire : six mémoires furent présentés, parmi lesquels deux surtout furent remarquables ; nous les nommons par ordre de valeur :

---

[1] *De l'anémie chez les mineurs*, par Paul Fabre, p. 12.

[2] 1861, Riembault, *Hygiène des houilleurs.* — 1864, C. Bourguet, *Essai sur l'hygiène des houilleurs.*

Celui de Manouvriez fut couronné ; ce médecin très distingué fit une étude très approfondie de la question ; après avoir décrit les diverses formes de l'affection, il conclut ainsi : « Nous considérons cette maladie comme une intoxication par absorption pulmonaire, cutanée et gastro-intestinale des vapeurs de divers dérivés de la houille, produits de distillation et de combustion lente de la houille exposée au contact de l'air, qui se dégagent dans l'atmosphère confinée des mines pendant l'extraction. Parmi ces dérivés, les hydrocarbures les plus volatils et l'aniline paraissent jouer le principal rôle dans la production de la maladie. » Le mémoire de Manouvriez fait époque, et si nous ne partageons pas toutes les idées de l'auteur, nous reconnaissons qu'il fait faire un grand pas à la question.

Citons les deux mémoires de Fabre et de Guinard, qui tous deux obtinrent une mention. Celui de Fabre est un excellent travail, et nous croyons devoir rappeler quelques-unes de ses conclusions qui se rapprochent beaucoup des nôtres :

« Il existe chez les mineurs une anémie que je propose d'appeler fonctionnelle, et qui présente les symptômes habituels de l'anémie, avec des troubles digestifs en plus, et les bruits de souffle et la décoloration des muqueuses en moins. Les symptômes de cette anémie fonctionnelle apparaissent chez des ouvriers qui travaillent plusieurs semaines de suite dans un chantier mal aéré (galerie en cul-de-sac)[1]. » Ces lignes, écrites par un observateur qui s'est occupé et s'occupe beaucoup encore de la question

----

[1] Fabre (Paul), *op. cit.*, p. 227.

de l'anémie chez les mineurs, ne montraient-elles pas déjà quelle était la part de la mauvaise aération dans la maladie du houilleur?

Quant au mémoire de Guinard, ce n'est qu'un essai d'étudiant, insuffisant sans doute, mais qui expose les idées de M. Riembault; écrit avec beaucoup de vivacité, ce travail présageait à l'auteur un brillant avenir.

La question en était là, lorsque trois ans après Graziadéi, en 1879, trouva l'ankylostome sur quatre tuiliers. Un d'eux mourut et, dans son intestin, on put compter plus de mille parasites.

C'est à cette époque que M. Perroncito trouva l'ankylostome chez les ouvriers du Gothard[1].

En Suisse, de l'autre côté du tunnel, mêmes constatations. Chargé par le gouvernement fédéral de diriger une enquête sur la maladie du Gothard, le Dr Sonderegger, en 1880, n'accordait qu'une importance secondaire à la présence de l'ankylostome; mais, quelques mois plus tard, il revenait sur sa première opinion et se ralliait à la théorie parasitaire. La plupart des médecins suisses adoptent la même théorie. Nous citerons, entre autres, Immermann, Baumler et Bugnion[2], de Lausanne, dont le mémoire est fort important.

Quant à M. Perroncito, après avoir étudié de près

---

[1] Il s'agit ici du tunnel du Gothard, un des plus grands travaux, qui aient été entrepris dans ces temps modernes. Ce tunnel, qui a une longueur de 15 kilomètres, met en rapport la Suisse et l'Italie. Commencé en 1728, il fut terminé en 1880.

[2] Bugnion, On the epidemie caused by ankylostostomum among the workmen in the Saint-Gothard-Tunnel (*Britist med. Journ.*, March 12, 1881).

l'anémie du Gothard, et reconnu sa nature parasitaire, il en fit une communication à l'Académie des sciences en 1882, et conclut à la nature parasitaire de l'anémie des mineurs de Saint-Étienne. Cette assertion était au moins hardie, et reposait sur un très petit nombre d'examens de malades : en effet, Perroncito passe quelques heures à Saint-Étienne, trouve l'œuf de l'ankylostome dans les selles de trois mineurs qu'on lui présente et conclut, séance tenante, que l'anémie des mineurs de Saint-Étienne est la même que celle du Gothard, et que l'ankylostome en est la cause.

Conclusion erronée. Nous démontrerons en effet : 1° que les symptômes diffèrent ; 2° que l'ankylostome est une cause négligeable dans la production de l'anémie des mineurs.

Le mémoire de Perroncito [1], en niant les théories antérieures, stimula le zèle des médecins de l'Hôtel-Dieu de Saint-Étienne : deux internes, MM. Trossat et Eraud, avec une ardeur et une persévérance qui ne se laissèrent rebuter par aucun dégoût, passèrent de longs mois à chercher l'ankylostome chez des mineurs et chez des sujets exempts d'anémie. Le 17 mai 1882, ils présentèrent à la Société de Médecine de Saint-Étienne un mémoire sur le *Rôle étiologique de l'ankylostome duodénal dans l'anémie des mineurs de Saint-Étienne*, et dont voici les conclusions :

1° L'ankylostome se rencontre chez les ouvriers atteints de l'anémie des mineurs de Saint-Étienne ;

---

[1] *L'anemia dei contadini, foraroi e minatori in rapporto colla attuale epidemia degli operaj del Gottardo* dal professore Perroncito.

2° Le parasite existe également chez des mineurs qui
n'ont pas les symptômes de l'anémie ;

3° Le parasite est rapidement et facilement expulsé par
l'extrait éthéré de fougère mâle et par l'acide thymique ;

4° Malgré le traitement antihelmintique, l'anémie sub-
sistant, l'ankylostome ne nous paraît pas, chez nos malades,
la cause exclusive de la maladie ;

5° Il y a lieu de croire que l'anémie des mineurs du
Saint-Gothard diffère de celle des houilleurs de Saint-
Étienne.

Nous avons, chez les mineurs dont nous publions les
observations, toujours cherché l'ankylostome ; mais, moins
heureux que nos devanciers, nous n'avons pu réussir à le
trouver que chez deux des malades que nous avons suivis.
Faut-il en conclure qu'il n'existait pas chez eux, ou
devons-nous plutôt accuser notre inexpérience en pareille
matière ? Peut-être les mineurs dont nous avons examiné
les fèces, n'habitaient-ils pas le bassin houiller de la Loire
depuis longtemps ; nous savons, en effet, que M. le D\u2009Dri-
von[1], très compétent en pareille matière, n'a obtenu que
des résultats négatifs dans la recherche de cet helminthe.
« Les cent autopsies d'adultes que j'ai faites ne m'ont
pas donné un seul ankylostome, bien que dans le nombre
il se trouvât plusieurs anciens mineurs. Je n'ai obtenu que
des résultats négatifs de l'examen des matières de mineurs
de Sainte-Foy-l'Argentière. Pour notre région, l'habitat
de cet helminthe paraît donc limité aux mines du bassin

---

[1] D\u2009Drivon, Les parasites animaux de l'espèce humaine *(Lyon-Médical,*
t. III, p. 182, 1891).

de la Loire et particulièrement à celles de Saint-Étienne. »

Dans la discussion qui a suivi la lecture du mémoire de MM. Trossat et Éraud, à la Société des Sciences médicales de Lyon (mai 1882), M. Arloing dit que, pour lui, « il est prématuré d'admettre une assimilation complète entre l'anémie des mineurs et l'affection des ouvriers du Gothard. M. Perroncito a bien constaté dans les deux cas des ankylostomes, mais il pourrait se faire qu'à Saint-Étienne la présence de ces animalcules ne soit qu'un épi-phénomène et qu'il y ait une autre cause d'anémie des mineurs. »

Même séance, M. Cauvet « est frappé du petit nombre d'œufs d'ankylostome qui a été trouvé dans les selles, de l'absence d'hémorragies intestinales, et il demande comment se fait la propagation de ce parasite à l'homme [1]. »

Un des deux internes du mémoire précité, M. Trossat, en quittant Saint-Étienne pour Lyon, n'oublia point un sujet aussi intéressant, et, quelques années après, faisait de ce sujet sa thèse inaugurale [2].

En France, pays des idées simplifiées, les conclusions de M. Perroncito ont obtenu un très grand succès. Nous paraissons regarder aujourd'hui comme démontrées les hypothèses qu'il a émises au sujet des causes de l'anémie des houilleurs de Saint-Étienne.

Dans les ouvrages les plus récents, c'est cette idée de

---

[1] *Lyon-Médical*, t. XV, p. 341-342, juillet 1882.
[2] *De l'ankylostome duodénal : ankylostomasie et anémie des mineurs*, thèse, Lyon, 1885.

Perroncito qui semble dominer ; c'est ainsi que, dans le *Traité de Médecine*, Courtois-Suffit [1] exagère, à notre idée du moins, les méfaits dus à l'ankylostome : car, après la lecture de son article, il semble ressortir que cet helminthe est presque toujours la cause de l'anémie des mineurs. D'ailleurs les compatriotes de Perroncito se sont montrés moins faciles et des savants de premier ordre, témoins perspicaces de l'épidémie du Gothard, n'ont pas craint de repousser les opinions de cet auteur.

Nous désirons établir solidement ce fait et l'on nous permettra quelques lignes d'historique.

Les détails que nous allons donner ici sont scrupuleusement **exacts**. Nous tenons à le dire, car au point de vue historique, l'article HELMINTHES du *Dictionnaire encyclopédique des Sciences médicales* contient, pour ainsi parler, presque autant d'erreurs que de mots.

C'est dans la Clinique du professeur Luigi Concato de Turin, que M. Perroncito fit ses premières observations. En février 1880, un des malades vint à mourir, et l'autopsie, pratiquée par le professeur Colomiatti, fit voir qu'il existait dans le duodénum et le jéjunum plus de 1500 ankylostomes ; plusieurs de ces parasites montraient d'une façon très nette qu'ils vivaient de sang, leur intestin contenait une certaine quantité d'hématies remarquablement conservées [2].

Le 28 février, MM. Concato et Perroncito faisaient une première communication à l'Académie Royale de médecine de Turin ; forts de cette autopsie et de l'examen

---

[1] *Traité de médecine*, t. III, p. 587.
[2] Perroncito, *op. cit.*, p. 4 et 5.

de trois malades, ils affirmaient que, chez les individus atteints de l'oligohémie du Gothard, l'état général était en relation directe avec le nombre des parasites.

Cependant les professeurs Ch. Bozzolo [1] et L. Pagliani [2] voulurent étudier la question sur place ; ils partirent pour Airolo dans le dessein de faire une enquête sérieuse ; un professeur de l'Université de Parme, le D' Calderini s'y trouvait déjà.

MM. Bozzolo et Pagliani ne tardèrent pas à publier leurs premières impressions : elles étaient peu favorables à l'opinion de Perroncito. Il existait bien au Gothard une maladie grave, mal étudiée jusqu'alors ; l'ankylostomasie s'y associait fréquemment ; mais, pour eux, la vraie et principale cause de l'affection résidait dans les conditions hygiéniques exceptionnellement mauvaises auxquelles étaient condamnés les ouvriers. Leurs recherches les autorisèrent plutôt à conclure contre l'ankylostomasie, et ils estimaient que le tableau symptomatique de ces deux maladies différait beaucoup.

Plus tard, les deux auteurs crurent devoir accorder une valeur plus grande à la présence de l'ankylostome ; ils n'en persistaient pas moins à penser que l'anémie du Gothard n'était pas une ankylostomo-anémie dans le sens étroit du mot.

Quant au professeur Concato qui, le premier avait adhéré à la doctrine de M. Perroncito, ce fut l'inverse ; il n'hésita pas après plus ample informé, à rebrousser chemin, et il écrivit que l'oligohémie pernicieuse épidémique du Gothard

---

[1] Professeur de clinique propédeutique à l'Université de Turin.
[2] Professeur d'hygiène à l'Université de Turin.

étaitdue moins à l'helminthiase qu'à un ensemble de causes, dérivées de mauvaises conditions hygiéniques dans lesquelles vivaient les ouvriers.

M. Perroncito lui-même n'était pas aussi affirmatif qu'on le croirait, à ne lire que les publications françaises ; il a trouvé, dans les selles des anémiques du Gothard, un grand nombre de parasites d'espèces diverses : l'ankylostome duodénal de Dubini, l'anguillule intestinale de Bavay, l'anguillule stercorale du même Bavay, pour laquelle il propose le nom de *pseudo-rhabditis stercoralis*, sans parler des ascarides, des oxyures, des tricocéphales. Parmi ces helminthes, il en est un qu'il incrimine presque autant que l'ankylostome, c'est l'anguillule intestinale : nous renvoyons au mémoire de M. Perroncito.

Cette incursion sur le terrain de l'anémie du Gothard nous a paru nécessaire. Il n'entre pas dans nos vues de blesser en aucune façon M. le professeur Perroncito, qui est un galant homme et un savant distingué, mais nous avons cru utile, pour ébranler sa théorie, d'établir qu'elle était loin de rallier l'unanimité de ses compatriotes, et que les conclusions de l'auteur, même en ce qui concerne l'épidémie du Gothard, ont été émises avec trop de précipitation.

CHAPITRE II

DIFFÉRENCES ENTRE L'ANÉMIE DES MINEURS ET L'ANÉMIE DU SAINT-GOTHARD

L'épidémie du Saint-Gothard a cessé avec l'achèvement du tunnel, et nous n'avons pas eu l'intention d'instituer ic un débat rétrospectif sur cette maladie ; il nous suffit d'avoir montré que la théorie de M. Perroncito est discutable, et qu'en fait elle a été discutée par des savants de grande valeur, témoins oculaires de l'épidémie. Nous irons plus loin maintenant: si l'on peut hésiter à admettre les conclusions de M. Perroncito sur les causes de l'oligo-hémie du Saint-Gothard, à plus forte raison peut-on les repousser lorsqu'il s'agit d'une anémie qui en diffère à beaucoup d'égards, et que l'auteur, nous l'avons dit plus haut, n'a étudiée que d'une façon très superficielle.

L'assimilation de l'anémie des mineurs à l'épidémie du Gothard est due à un homme fort éminent, M. le professeur Guido Baccelli. Mais nous ne saurions trop insister sur ce détail, ce ne sont point des expériences ou des observations cliniques qui ont motivé un tel rapprochement : c'est une idée absolument théorique, et par cela même, sujette à caution.

La maladie du Gothard occasionnait une vive émotion en Italie. Interpellé à la Chambre des députés italiens par MM. Paolo Roselli et Compans de Brichanteau sur les conditions sanitaires des ouvriers du Gothard, M. Guido Baccelli, alors ministre de l'instruction publique, fit une déclaration, à vrai dire plus politique que scientifique : il affirma du haut de la tribune « que la maladie du Gothard n'était autre chose que la maladie bien connue des mineurs ». M. Perroncito s'empara de ces paroles et en chercha la confirmation.

Cependant, cette anémie des houilleurs que beaucoup d'auteurs, depuis le mémoire de Perroncito, ont considérée comme n'étant pas autre chose que l'anémie du Gothard, présente avec celle-ci des différences symptomatiques, hygiéniques, et thérapeutiques.

Il est évidemment un certain nombre de symptômes communs aux deux maladies, symptômes que nous retrouvons du reste dans toutes les affections chroniques, et qui n'ont ici rien de spécifique : nous ne ferons que les signaler. Ce sont des maux de tête, un affaiblissement général, des troubles stomacaux, un teint blanc mat, et quelquefois' de l'œdème des pieds et des jambes. Mais doit-on, de l'observation de ces symptômes communs, conclure à l'identité des deux affections ? Évidemment non, à moins de vouloir unifier, pour ainsi dire, toutes les maladies : ce serait de la synthèse exagérée. Nous ajouterons même que la présence de l'ankylostome dans les selles des houilleurs anémiques n'est pas une preuve suffisante à l'appui de la théorie que nous combattons.

Nous savons bien que Perroncito fait de cette existence du parasite chez nos houilleurs son principal, nous dirons même son seul argument. Ce seul symptôme lui suffit pour tirer une conclusion ; il nous faut, à nous, d'autres preuves. Du reste, l'ankylostome existe chez beaucoup de mineurs qui ne sont pas anémiques. C'était déjà l'opinion de Dubini. Trossat, dans sa thèse, que nous avons déjà eu occasion de citer, « signale la présence d'un assez grand nombre d'ankylostomes dans les intestins d'individus qui ne présentent pas de symptômes d'anémie. Nos recherches antérieures nous permettent d'affirmer que l'anémie n'est pas fatalement liée à l'existence des parasites dans le tube intestinal [1] ».

Mais, outre ces symptômes ordinaires de toute anémie : pâleur des téguments, décoloration des muqueuses, essoufflement, palpitations de cœur, céphalalgie, bourdonnements d'oreilles, faiblesse générale, impuissance au travail, brisement musculaire, quelquefois œdème des jambes, nous trouvons un signe important qui ne manque presque jamais chez les anémiques du Gothard : c'est le trouble des fonctions digestives. M. Sahli veut même que les coliques soient un symptôme constant de la maladie. De fait, dans presque toutes les observations recueillies par M. Perroncito, nous voyons reparaître les mots suivants : douleurs abdominales (p. 110, 164, 179), mal de ventre (p. 166), pesanteur dans le ventre, borborygmes (p. 165), douleurs surtout dans les premières portions de l'intestin (p. 167), douleurs d'estomac (p. 169), brûlures à l'épigastre et dans l'estomac (p. 173),

---

[1] Trossat, *op. cit.*, p. 80.

digestion difficile (p. 176, 182, 190), serrement à l'estomac (p. 177), ballonnement du ventre (p. 165 et 182), anorexie, dyspepsie, pyrosis, douleurs à l'estomac et au ventre (p. 190). Qu'on ajoute à ces symptômes la diarrhée, et quelquefois l'hémorragie intestinale, et l'on restera convaincu que l'anémie du Gothard ne ressemble pas à celle des houilleurs de Saint-Etienne.

De plus, le mode de début est loin d'être le même : le houilleur anémique, lorsqu'il entre à l'hôpital, nous raconte invariablement le même passé pathologique : il souffre depuis un ou deux ans ; sa maladie a commencé insensiblement par une faiblesse, de l'essoufflement, qui l'ont empêché de continuer son travail ; il se plaint également d'une céphalée continuelle, mais presque jamais de troubles intestinaux.

Combien différent est le début de l'anémie du gothardien : les prodromes lents et insidieux de la maladie des houilleurs font place très souvent au début à grand fracas, s'annonçant par de violentes coliques, de la diarrhée et des vomissements.

Une autre différence importante est la suivante :

Chaque fois que nos mineurs anémiques sont soustraits à leur milieu toxique et rendus à l'air pur, ils éprouvent une amélioration. Le fait est constant. Il n'en était pas ainsi au Gothard. De nombreux sujets abandonnaient leur travail, parce qu'ils se sentaient seulement indisposés. C'était après le retour dans leurs foyers, au milieu des contrées les plus salubres, que l'anémie devenait plus grave. L'importance de ce détail n'a pas échappé à M. Perroncito et il en a fait l'objet d'une note, **page 123.**

Cette différence ne fait que s'accentuer si nous étudions

les signes objectifs. S'il est vrai que l'anémie du Gothard
soit due aux saignées minuscules, mais innombrables, que
pratique l'ankylostome sur la muqueuse intestinale, nous
devons avoir affaire à une anémie posthémorragique :
« L'ankylostome se trouve en grande quantité dans l'intestin grêle ; sa bouche, armée de dents, s'attache à la muqueuse intestinale et y produit des lésions qui donnent
lieu à des hémorragies intestinales ; l'examen du sang a
montré que le nombre des globules rouges peut s'abaisser
au quart du chiffre normal [1]. » Cette diminution du nombre
des globules est en effet le fait dominant des anémies
posthémorragiques : dans un fait de Hayem [2], anémie par
hémorragie postpuerpérale, le chiffre des globules, quinze
heures après la première hémorragie, était de 550.000,
et, trente-neuf heures après la seconde, de 806.000 ; la
femme guérit. Cette déglobulisation existe dans toutes les
observations d'anémie gothardienne consignées dans les
auteurs. L'examen microscopique du sang a permis le
plus souvent de constater une diminution considérable
des globules rouges, et, dans un cas, Bozzolo et Thomas
ont compté seulement 1.465.000 globules par millimètre
cube ; il en est de même de l'hémoglobine qui peut être
réduite au sixième de la proportion normale. Combien
différente est la proportion du nombre des globules rouges
chez un mineur anémique : chez tous les mineurs présentant des symptômes d'anémie essentielle, nous n'avons
jamais trouvé un chiffre de globules rouges inférieur à
3 millions.

[1] Hallopeau, p. 117.
   Hayem, *Du sang*, p. 829.

Dans un cas tout récent, qui s'est présenté à notre observation, nos recherches ont porté spécialement sur ce point. Pour donner à nos constatations plus de poids, nous avons fait appel à l'obligeance de M. Ducher, pharmacien en chef de l'Hôtel-Dieu de Saint-Étienne ; il a bien voulu nous aider et contrôler les résultats que nous obtenions. Aussi, l'observation que nous allons donner possède-t-elle, à ce point de vue, une importance particulière.

OBSERVATION I, Inédite et personnelle.

A..., Georges, quarante ans, mineur, entre une première fois à l'hôpital en mai 1891.

Pas d'antécédents héréditaires ; trois sœurs et quatre frères, dont un mort d'une fluxion de poitrine et l'autre d'un accident. Bonne santé habituelle ; pas d'alcoolisme ; pas de syphilis.

A... travaille au fond des mines depuis l'âge de douze ans ; jusqu'à vingt ans, il a travaillé dans les mines d'Épinac. De retour du service, il a travaillé au Creusot pendant deux ans, puis dans l'Auvergne pendant sept ans. Arrivé à Saint-Étienne, il a travaillé d'abord à Montmarte (petite Compagnie Beaubrun), mine assez bonne, puis aux Alouettes (Compagnie de la Loire), mine mauvaise, humide, « mauvais goût » ; puis à Rambaud (Compagnie de la Loire), « mauvais goût » ; puis à Momey (Villars, Compagnie de la Loire), « mauvais goût ». A... fait remonter le début de son affection à son entrée dans la mine de Rambaud. Il a toujours travaillé de jour, a toujours bu de l'eau pure qu'on lui descendait dans la mine. Les aliments qu'il prenait, protégés par un sac, étaient pendus à un crochet, ne touchaient pas le sol, et n'étaient jamais mouillés par les eaux.

Il y a environ quatre mois, A... a été pris de faiblesse dans les membres supérieurs et inférieurs ; depuis la même époque, il est sujet à des maux de tête fréquents et à des étourdissements. Le teint est devenu plus décoloré, pâle, blafard, olivâtre. Décoloration complète des muqueuses : amaigrissement très notable depuis le début de la maladie ; perte de l'appétit, sans dégoût bien marqué pour les aliments ; pas de vomissements noirs.

La rate ne semble pas augmentée de volume.

Le sang que l'on obtient par la piqûre d'un doigt est complètement décoloré et laisse sur le linge une teinte blanche presque pas teintée.

Rien aux poumons, si ce n'est un peu d'obscurité de la respiration aux deux bases.

Rien au cœur. Souffle systolique, d'origine anémique, dans les vaisseaux du cou, et surtout prononcé dans la veine ophtalmique [1].

Les urines sont blanches sans trace d'albumine ; par la chaleur, précipité soluble dans l'acide azotique.

Jamais d'œdème des jambes, ni des pieds.

Le malade sort à la fin d'août sans amélioration très notable.

7 août 1892. — Le malade rentre à l'hôpital à peu près dans le même état que lors de sa sortie.

Durant son séjour, la numération des globules a été faite à deux reprises : le 19 août, on trouve 3.300.000 globules rouges par millimètre cube ; le 30 septembre, on en trouve 3.100.000.

La recherche de l'ankylostome a donné des résultats positifs pour les œufs de ce parasite, mais négatifs pour l'helminthe.

---

[1] L'existence de ce souffle « céphalique », bien mis en évidence par M. le professeur Tripier (Raymond) dans les anémies graves, est recherché avec soin chez tous les anémiques par nos chefs de service, élèves de l'école lyonnaise. Rappelons que, d'après M. Tripier, c'est un souffle systolique profond, qu'on entend sur tout le crâne, principalement sur les parties latérales, au niveau des tempes, mais dont le maximum d'intensité se trouve au niveau des régions orbitaires, que le souffle soit intense ou faible. (*Revue de médecine,* février et mai 1881.)

Notre examen globulaire a forcément porté sur peu de malades : car, comme nous le verrons dans le chapitre suivant, l'anémie des mineurs est très rare à l'heure actuelle ; ce qu'il y a de certain, c'est que nous n'avons jamais trouvé de déglobulisation semblable à celle constatée, chez les ouvriers du Gothard. Cette distinction est d'une importance capitale, et il y a lieu de s'étonner que Perroncito, en venant examiner, à l'Hôtel-Dieu de Saint-Étienne, les selles des mineurs qu'il supposait porteurs d'ankylostomes, ait négligé de faire une recherche si importante.

Du reste, le séjour, même prolongé, dans la mine, n'est pas une cause suffisante de déglobulisation, du moins importante.

Le fait a été mis en lumière par Fabre dans son mémoire : celui-ci nous donne sur les chevaux qui vivent dans les mines des détails pleins d'intérêt ; il a compté leurs globules sanguins, et il est arrivé à cette conclusion que ceux qui ont travaillé neuf, dix et même quinze ans à l'intérieur, en ont autant que ceux qui sont restés au jour. « Il y a une dizaine d'années, l'état sanitaire des chevaux de l'intérieur était tout différent : ils étaient souvent malades ; on s'occupa d'assainir leurs écuries souterraines. On les fit voûtées, on les aéra mieux, on les tint plus propres, et à une amélioration d'ordre hygiénique correspondit, depuis, un état sanitaire meilleur de tous points [1]. » Il est vrai que M. Fabre omet de faire remarquer que les écuries des chevaux sont toujours placées à l'entrée des puits d'aération, condition émi-

[1] Fabre, Mémoire, p. 561.

nemment favorable à la bonne santé de ces animaux. Notons, en passant, qu'à cette époque on semblait considérer la mauvaise aération comme la cause principale de l'anémie des mineurs.

Si maintenant nous suivons les ouvriers du Gothard et les mineurs dans leurs chantiers respectifs, nous verrons que les conditions hygiéniques dans lesquelles ils vivaient sont très différentes et que chez nos mineurs, même à l'époque de la construction du tunnel les règles de l'hygiène étaient mieux connues et mieux observées que chez les gothardiens. Depuis l'épidémie d'Anzin, en effet, on avait remarqué combien l'excès de travail était funeste à l'ouvrier qui travaille loin des rayons du soleil. « Trop souvent l'appât du gain poussa certains ouvriers à dépasser les limites de leur force par un travail excessif, surtout lorsque ces dépenses exagérées de l'organisme ne sont trop souvent encore réparées que par une alimentation insuffisante. Il est des mines où l'on entretient inconsciemment cette cause d'anémie, en permettant trop facilement aux ouvriers de redoubler leur journée, c'est-à-dire que, au lieu de sortir de la mine où ils étaient entrés entre 4 et 5 heures du matin, ils passent la nuit au travail et font encore leur journée du lendemain; ils restent donc sans interruption dans les galeries pendant trente-quatre heures [1]. » Ce n'est pas impunément qu'un ouvrier se surmène à ce point et, non seulement sa santé, mais aussi son travail en souffrent. Les administrateurs avaient fort bien compris combien était nuisible ce surcroît de travail, et n'autorisaient plus aucun

---

[1] Fabre, Mémoire, 1875.

ouvrier à redoubler sa journée. Au Gothard où les conditions de travail étaient déplorables, il n'en était pas ainsi : la journée théoriquement était limitée à huit heures; mais il fallait deux heures pour aller de l'entrée de la galerie au chantier et tout autant pour en sortir. Lorsque la besogne pressait, pour doubler ou tripler son salaire, l'ouvrier, au lieu de huit heures de travail en donnait seize, et cela pendant plusieurs jours consécutifs. Et quel travail! Un de ces malheureux raconte qu'il devait marcher sur les genoux et les mains au milieu des excréments de ses compagnons que les eaux ramollissaient, dissolvaient plus ou moins et entraînaient au loin. En beaucoup d'endroits des flaques immondes se formaient et atteignaient parfois 20 centimètres de hauteur et davantage. Souvent les résidus innombrables éclaboussaient les ouvriers, et leur jaillissaient jusqu'à la tête, aux yeux, à la bouche. Ce tableau, tout dégoûtant qu'il soit, est véridique : il est traduit presque mot par mot du mémoire de M. Perroncito (p. 108-109).

La température des galeries était très élevée : 30 à 33 degrés centigrades et au-dessus.

Encore si la nourriture eût été bonne ! Mais on trouve, dans l'observation de plusieurs de ces misérables, qu'ils vivaient d'eau et de *polenta* (bouillie de farine de maïs ou de châtaignes). Est-il possible maintenant d'assimiler le mineur de Saint-Étienne au tâcheron du Gothard ? ce serait se faire une idée tout à fait fausse du genre de vie que mène le mineur et des conditions hygiéniques dans lesquelles il se trouve. Il suffit du reste d'avoir visité quelques puits pour saisir combien grande est la différence. L'impression qui se dégage de cette promenade

souterraine est tout autre que celle produite après la
lecture des descriptions si éloquentes et si tristes que
tous ont lues. La plupart des mines sont à l'heure
actuelle très bien disposées et ne laissent rien à désirer non
seulement au point de vue de l'aération, mais même à
celui de la beauté : elles offrent de vastes galeries très
élevées, et où l'on circule avec facilité ; les ouvriers ne
sont pas obligés de s'agenouiller pour travailler ; grâce à
une température presque constante, oscillant autour de
20 degrés, ils peuvent exécuter leurs travaux, sans se
dévêtir complètement comme ils le faisaient autrefois. De
plus, rares à l'heure actuelle sont les mines sèches,
presque toutes sont suffisamment humides pour empêcher
les poussières de stagner dans les galeries.

Et, n'allons pas croire que le bassin houiller de la Loire
ait seul le privilège d'avoir quelques mines ne laissant
rien à désirer. Nous nous sommes adressé à M. Bourguet,
médecin de Graissessac (Hérault) et à M. Paul Fabre,
médecin de Commentry (Allier) ; et il résulte de cette
petite enquête que ces bassins houillers ont des mines à galeries vastes, spacieuses, bien aérées ; aussi ces deux praticiens ne constatent-ils plus aucun cas d'anémie des mineurs,
et en sont-ils arrivés à nier l'existence de cette affection.

Que dire des mines de Carmaux qui, si l'on en croit
beaucoup d'ingénieurs, sont les plus belles de France ?
Nous trouvons dans le journal *le Temps*, organe qu'on
ne peut soupçonner de partialité, dans le numéro du
15 ou 16 octobre 1892, une description très détaillée de
ce bassin houiller, dont nous extrayons ces quelques
ligues : « Les puits des mines n'ont rien de désolé ; ils
émergent de verdoyants bouquets d'arbres : châtaigniers,

accacias ou chênes, qui enveloppent la cité du charbon de leur feuillage et la parent de leur poésie. Les ouvriers qui sont venus travailler à Carmaux ne le quittent plus, et le Carmésien qui, par hasard, se décide à chercher for-tune ailleurs y revient vite »; et plus loin : « La mine ne lui fait pas peur, elle l'attire; il l'aime comme le vigneron aime sa vigne, le laboureur sa terre. »

Malheureusement toutes les mines n'ont pas atteint ce dégré de perfectionnement : dans le bassin houiller de la Loire, il est encore certaines mines très défectueuses, mais sur lesquelles, pour des raisons que l'on comprendra aisément, nous ne pouvons donner de détails circonstan-ciés.

Quant au travail du mineur, il diffère beaucoup de celui du gothardien : le mineur travaille huit heures par jour ; pour aller à son chantier ou pour le quitter, il n'a pas un long chemin à parcourir. La cage actionnée par la vapeur, le descend et le remonte rapidement. Sa nourri-ture est, sinon délicate, du moins substantielle : le mineur se nourrit assez bien, mieux même que beaucoup d'autres ouvriers; l'argent qu'il gagne, il le dépense avec sa femme et ses enfants ; il ne prend presqu'aucun de ses repas dans l'intérieur de la mine ; jamais il ne boit de l'eau de la mine. Quant aux habitudes alcooliques et aux excès de toute sorte qu'on prête aux mineurs, nous sommes con-vaincu qu'on a exagéré beaucoup : à part quelques excep-tions, dont nous parlerons plus loin, le mineur n'est pas alcoolique, tout au plus boit-il de temps en temps un verre d'eau-de-vie avant d'aller à son travail.

Il reste à parler des excès génésiques : ils sont bien moins fréquents qu'on ne le croit généralement, et cela pour plusieurs raisons : d'abord le mineur a une peur exagérée de contracter une maladie vénérienne ; cette crainte le rend très timoré, et le pousse à renoncer au célibat le plus tôt possible. Presque tous les mineurs, nous disait récemment un ingénieur, très bien placé pour connaître leurs habitudes, puisque depuis treize ans il dirige la même mine, se lient d'abord avec une femme qu'ils ne tardent pas ensuite à épouser.

Le mineur, dont nous venons à grands traits de tracer les habitudes et le genre de travail, est, sinon un ouvrier modèle, du moins un excellent ouvrier ; mais à côté de celui-ci, il en est, qui, sans famille, sans parents, vivent au jour le jour et s'adonnent à l'alcoolisme et autres excès. Ce sont surtout ceux de cette catégorie que nous voyons dans nos salles d'hôpitaux. Ils constituent heureusement l'infime minorité.

Nous le voyons donc, le mineur est loin d'être un ouvrier aussi misérable qu'on l'a dépeint ces derniers temps ; et il nous semble que l'attention publique a été beaucoup trop attirée sur lui. Qu'une catastrophe, qu'un accident se produise dans une mine, immédiatement les secours affluent de toutes parts, des fêtes de bienfaisance s'organisent de tous côtés ; nous ne saurions évidemment blâmer cet élan de générosité ; mais combien de classes de la société, au moins aussi dignes d'intérêt et dont on s'occupe moins !

Qu'on veuille bien excuser cette courte digression, qui nous semblait nécessaire pour montrer la différence profonde séparant le genre de vie du mineur de celui du gothardien.

Mais admettons un instant, avec M. Perroncito, que

l'anémie des mineurs et celle du Gothard ne soient qu'une même maladie due à l'ankylostome : le même traitement doit alors des deux côtés donner d'heureux résultats. Le traitement préconisé par Perroncito consiste, on le sait, dans l'administration de l'extrait éthéré de fougère mâle d'après la formule suivante :

> Ext. éthéré de fougère mâle. . .   8 grammes.
> Teinture de fougère. . . . . . 10 —

Mais, chose singulière, tandis que M. Perroncito obtient chez les ouvriers du Gothard des succès constants, en leur administrant ce médicament, nos chefs de service ont toujours échoué ; jamais les parasiticides n'ont donné de résultats palpables chez les anémiques de Saint-Étienne, et à l'heure actuelle, tous nos maîtres reconnaissent l'utilité des préparations ferrugineuses. Déjà MM. Eraud et Trossat dans leur mémoire, M. Trossat dans sa thèse inaugurale, avaient noté ce point.

M. Perroncito, se souvenant du vieil adage : *Naturam morborum ostendunt curationes*, arguait des bons effets de l'extrait de fougère pour étayer sa théorie, et le plus long chapitre de son mémoire de 1881 est consacré à la relation des cas guéris par la médication qu'il préconise. Il est de bonne guerre de retourner l'argument contre lui et de dire : si la fougère ne guérit pas nos anémiques, c'est que l'ankylostome n'est pas la cause de la maladie.

Les conclusions de M. Perroncito reposent en somme sur la simple constatation des œufs de l'ankylostome dans les fèces de trois mineurs atteints d'anémie ; pour les adopter en toute tranquillité, il faut accorder à l'auteur les postulats suivants :

1° Dans son examen rapide, il n'a pu se tromper sur la nature des œufs qu'il a trouvés dans le champ du microscope. Ces œufs, ne l'oublions pas, ont $0^{mm},052$ dans leur diamètre longitudinal et $0^{mm},032$ dans leur diamètre transversal;

2° Tous les mineurs anémiques sont porteurs d'ankylostomes;

3° Les mineurs non anémiques ne présentent pas de parasites;

4° Toutes les autres conditions hygiéniques dans lesquelles se trouve le mineur sont de nul effet et doivent être éliminées;

5° Les symptômes de l'anémie des mineurs de Saint-Étienne sont absolument semblables à ceux de l'anémie du Gothard;

6° Le traitement parasiticide doit toujours réussir.

Nous sommes en droit de dire que la preuve n'est pas faite.

Mais, si l'ankylostome n'est pas la cause de l'anémie des mineurs, faut-il conclure que sa présence dans le tube intestinal est sans danger; nous n'allons pas jusqu'à nier sa nocivité; mais ce qui fait sa gravité, c'est la quantité de ce parasite. Quelques vers sont inoffensifs, mais il n'en est pas de même quand il y en a plusieurs centaines et même plusieurs milliers.

CHAPITRE III

RARETÉ DE L'AFFECTION DITE ANÉMIE DES MINEURS

Il y a, nous venons de le voir dans notre chapitre précédent, des différences symptomatiques, hygiéniques et thérapeutiques très importantes qui séparent nettement l'anémie des houilleurs de la maladie décrite par Perroncito sous le nom d'ankylostomasie.

A l'époque très rapprochée de nous où cet auteur italien écrivit son mémoire, l'anémie des mineurs était fréquente dans notre bassin houiller, et sa fréquence même explique les recherches médicales auxquelles elle a donné lieu ; actuellement cette maladie est devenue une rareté et, à l'Hôtel-Dieu de Saint-Étienne, nous restons des mois entiers, sans voir, soit à la consultation, soit dans les salles d'hôpital, un seul mineur anémique.

Ce mot anémie des mineurs n'est-il donc qu'une erreur et devons-nous le rayer du cadre nosologique, et supposer que toujours l'anémie grave des mineurs est le résultat d'altérations d'un autre genre qui ont été ignorées des observateurs ? Evidemment non ; l'anémie existe encore chez le mineur, mais elle s'y montre très rarement, et cette diminution fait même espérer que, dans un temps plus ou moins rapproché, on ne connaîtra cette maladie que par les descriptions qu'en ont laisses les auteurs de notre époque.

Mais si cette anémie existe encore, quelle en est la cause, quelle en est la pathogénie? Avant d'étudier la théorie étiologique qui est admise aujourd'hui par nos maîtres, il paraît convenable de passer en revue les diverses théories admises jusqu'à ce jour.

La première en date est celle de Hallé ; au commencement du siècle, il sévit une épidémie assez grave sur les mineurs d'Anzin : un grand nombre moururent rapidement avec des symptômes d'intoxication ; les médecins consultés émirent des avis différents : Hallé admit que cette épidémie était due à une intoxication par l'hydrogène sulfuré ; sa théorie est encore admise par quelques auteurs modernes, c'est ainsi que Boëns-Boisseau a pu écrire que « la prétendue anémie épidémique d'Anzin ressemblait autant à la peste qu'à l'anémie essentielle, c'était une décomposition du sang par l'hydrogène sulfuré [1] ». Du reste, il suffit de lire les descriptions et les observations des mineurs ayant payé leur tribut à cette épidémie d'Anzin, pour se rendre compte que les symptômes n'avaient rien de commun avec ceux que présente un anémique.

Nous ne faisons que signaler l'opinion de Tanquerel

---

[1] Boëns-Boisseau, *Traité pratique des maladies, des accidents et difformités des houilleurs,* p. 67.

des Planches, opinion qui n'est étayée que sur une seule observation qui lui suffit pour attaquer le monument scientifique de Hallé; il trouve la cause de l'anémie dans « la privation d'air parfaitement respirable, de soleil et de lumière ».

Non moins bizarre est la théorie de Tardieu qui soutint que l'anémie n'était autre chose qu'un scorbut bénin; cette théorie n'a pour elle que le mérite d'avoir été émise par un écrivain d'une valeur scientifique bien connue : malheureusement son travail repose sur des documents et non sur des faits observés : c'est un travail de cabinet.

Nous avons déjà, dans notre premier chapitre, cité quelles étaient les conclusions du mémoire de Manouvriez : ce sont les idées de cet excellent observateur qui, aujourd'hui encore, semblent se rapprocher le plus de la vérité.

Jouannet, dans sa thèse inaugurale, soutient que les hypothèses de Manouvriez ne sont pas conformes à la réalité : « Qu'il nous suffise de dire, écrit-il, que M. Manouvriez a émis une hypothèse dont les éléments sont complètement annihilés par les données de la chimie[1]. » Pour lui, la diminution des hématies est la cause de tous les symptômes morbides. « Dans ces divers cas d'anémie des houilleurs que M. Riembault appelle étiolement, et que M. Paul Fabre regarde comme des exemples d'anoxhémie, la diminution des hématies a pour effet de rendre toutes les fonctions languissantes : l'altération du liquide sanguin se fait sentir sur la composition des sucs digestifs dont les propriétés se trouvent ainsi affaiblies; la perte de l'appétit, la constipation alternant avec la

[1] Thèse Jouannet, 1882.

diarrhée sont dans les circonstances chose toute ration-
nelle. Ces troubles, à leur tour, ne peuvent qu'augmenter
l'état anémique par l'insuffisance de la nutrition, de sorte
qu'il y a là un cercle vicieux dont il est difficile de
sortir. »

Devons-nous faire un choix parmi toutes ces théories,
ou en ajouter une autre à celles émises par nos prédéces-
seurs? Lorsqu'on a eu occasion de voir, d'examiner un
certain nombre de mineurs anémiques, une chose vous
frappe de prime abord, c'est que tous ces mineurs ont
travaillé et travaillaient au moment du début de leur
maladie dans la même mine qui, nous disent-ils, avait
« mauvais goût ». Il semble donc bien qu'il y ait une relation de cause à effet entre la mine où travaille l'ouvrier
et le début de sa maladie; s'il en était autrement, comment
expliquer par exemple que l'anémie fût fréquente autrefois dans certaines mines, telles que Villebœuf par exemple,
et qu'aujourd'hui, après des travaux d'aération et la dis-
parition du mauvais goût, l'anémie semble avoir disparu
de cette mine?

Comment expliquer aussi que tous les mineurs anémiques dont nous publions les observations aient tous contracté leur maladie dans une mine qui continue à avoir le
« mauvais goût », la mine de Villars, le puits du Rozier,
et que, d'autre part, nous n'ayons jamais vu d'anémiques
dans certaines mines, telles que celles de la Compagnie de
Montrambert où l'aération ne laisse rien à désirer. Il y a
évidemment là plus qu'une simple coïncidence, et c'est
cette corrélation qui doit nous mettre sur la voie du facteur étiologique de l'anémie du houilleur.

Ici, nous croyons devoir ouvrir une parenthèse, et nous

égarant pour quelques instants du terrain médical, il nous semble opportun de donner quelques détails techniques sur l'aération des mines, et les gaz délétères qu'on y trouve : ces gaz sont le grisou, l'oxyde de carbone, l'acide carbonique et l'hydrogène sulfuré.

Il convient d'abord de rappeler que, loin de désigner un corps à proportions définies, l'expression de grisou se rapporte à un mélange complexe et très variable. Voici les résultats d'une analyse faite par Schandorff [1].

Gaz des marais.	93,664
Méthyle ($C^4 H^6$).	0,884
Acide carbonique	0,628
Oxygène et azote	4,824

Ce grisou existe tout formé dans les mines. « Il a la même origine que la houille, il se trouve actuellement tout formé dans la houille, où il reste emprisonné jusqu'au moment de l'exploitation de cette dernière. Sa formation est certainement contemporaine de celle de la houille, dont les dernières transformations n'ont dû s'achever qu'après que le terrain houillier, recouvert d'une épaisseur considérable de morts-terrains, a été le siège de variations de pression ou de température plus ou moins considérables. L'existence d'un manteau épais de matières pesantes et imperméables est indispensable pour expliquer l'emprisonnement de quantités considérables de grisou que l'on retrouve aujourd'hui dans la houille [2]. »

[1] *Journal de Carnall*, t. XXIV, p. 73.
[2] Le Châtelier, *Le Grisou*, p. 14, 1892.

Tout le monde connaît les terribles effets de ce gaz, lorsqu'il vient à s'enflammer ; mais sa présence continuelle dans la mine crée-t-elle pour l'ouvrier une cause de danger, autre que les terribles catastrophes qu'on a trop souvent encore à déplorer ? Nous ne sachions pas que pareille observation ait jamais été faite.

Tout différents sont l'oxyde de carbone, l'acide carbonique et l'hydrogène sulfuré ; mais ils se trouvent dans la mine en si faible quantité, que nous ne croyons pas devoir les faire intervenir comme cause d'intoxication soit aiguë, soit chronique.

Outre ces gaz délétères, certaines mines du bassin houiller de la Loire contiennent des poussières en assez grande quantité.

La présence des poussières de charbon dans les mines est due au piétinement dans les galeries de roulage, et en outre à l'abatage de la houille dans la taille, ce qui donne lieu à une atmosphère nuageuse presque irrespirable. Il est arrivé, notamment à Saint-Eloy, à un certain moment, raconte M. Haton de la Goupillière[1], que l'on fut obligé de munir les ouvriers d'appareils respiratoires analogues à ceux des carriers des meuleries de Ferté-sous-Jouarre.

M. Riembault s'est occupé beaucoup de cette question et voici ce qu'il dit : « A Saint-Étienne, la houille est grasse, bitumineuse et ne se laisse pas pénétrer par l'eau de sorte que, par le fait de la sécheresse qui en résulte, les galeries où se fait l'abatage du charbon sont remplies d'une poussière fine, ténue, extrêmement épaisse. Cette

---

[1]. Rapport de M. Haton de la Goupillière au nom de la commission d'études des moyens propres à prévenir les explosions de grisou, Paris, 1880.

poudre de charbon, comme l'a très bien montré M. Riembault[1], entraînée par la respiration dans les poumons, s'y accumule lentement, petit à petit, pour déterminer des désordres qui se traduisent par le catarrhe et l'emphysème. Dans les autopsies de mineurs que nous avons eu occasion de faire, cet état particulier du poumon décrit par Riembault, s'est toujours présenté à nous avec la plus grande netteté; dans certains cas, chez des mineurs ayant travaillé de longues années dans les mines, les poumons ressemblaient à un bloc de caoutchouc.

Actuellement, grâce au balayage et à l'arrosage des galeries, les mines poussièreuses se font de plus en plus rares.

Faut-il rechercher la cause de l'anémie des mineurs dans la respiration de ces gaz et dans l'introduction dans les poumons des poussières charbonneuses, dans cette existence souterraine? Mais alors tous les mineurs deviendraient anémiques et on ne pourrait pas s'expliquer comment, au contraire, il n'y a que quelques-uns d'atteints. Nous ne nions pas que ce genre de travail, au fonds d'un puits, n'imprime au mineur une physionomie, un habitus spécial : quand on assiste, à l'entrée de la cage, à la descente des ouvriers dans la mine, et qu'on regarde attentivement ceux-ci, on est frappé de cette pâleur des téguments qu'ils présentent presque tous. Quelle différence avec le teint bronzé, hâlé de l'ouvrier qui travaille au soleil, en plein air ; mais cette blancheur du teint n'est pas pour le mineur un signe de maladie, de faiblesse, nous ne croyons pas ; c'est un cachet spécial que lui imprime sa

[1] Riembault, *De l'encombrement charbonneux des poumons*, p. 173.

profession : on comprend sans peine que, si cette coloration mate du teint était pour le houilleur un symptôme d'anémie, tous les mineurs seraient anémiques.

C'est ailleurs qu'il faut chercher la cause de l'anémie des mineurs et les moyens de la faire disparaître. Elle devient rare, nous l'avons dit : quelles modifications se sont donc produites dans l'intérieur de nos mines ? Ce n'est pas l'ankylostome qui a disparu, mais bien le mauvais air, et cela, grâce aux efforts des ingénieurs, grâce à la ventilation imposée.

La ventilation ne veut pas seulement dire meilleure aération; c'est un problème plus complexe qui présente deux facteurs distincts : d'une part la température des mines et d'autre part le volume d'air qu'il faut y introduire.

Température. — Il s'agit de maintenir dans de justes limites, à la fois la composition et la température de l'air intérieur; cette question de la température est très importante au point de vue de l'hygiène des houilleurs. On sait que des hommes ne peuvent pas résister à une température très élevée, il faut donc lutter contre les causes qui peuvent élever la colonne thermométrique, telles que la chaleur centrale, la respiration des hommes et des chevaux, la combustion des lampes, etc. « L'injection continue de grandes masses d'air est le seul moyen de paralyser toutes ces influences [1] ».

De même la composition de l'air peut se trouver viciée, en raison d'une soustraction d'oxygène par la respiration, la combustion, la fermentation de la houille, ou, d'un autre côté, par le dégagement de gaz étrangers tenant à

---

[1] Haton de la Goupillière, *op. cit.*, p. 70.

la combustion de la poudre, à la production de l'acide carbonique, etc. Le remède tout indiqué consiste également dans un abondant envoi d'air extérieur.

Volume d'air. — Reste à déterminer la quantité exacte d'air qu'il faut introduire ; ici les divergences commencent à s'élever et il est difficile de donner une mesure exacte.

Dans les mines que nous avons visitées, il circule en moyenne de 10 à 12 mètres cubes d'air par seconde dans chaque galerie ; du reste on comprend sans peine que ce volume est sujet à de grandes variations, dépendant de la superficie des galeries, du nombre des ouvriers qui y travaillent et de la quantité de tonnes de charbon extraites en vingt-quatre heures.

Mais non seulement il faut introduire une certaine quantité d'air dans les galeries, il faut encore « brasser très complètement le courant ; en effet dans une galerie comme dans le lit d'une rivière, le fluide a une tendance marquée à cheminer par filets parallèles, qui ne se mélangent que difficilement les uns aux autres », et l'on comprend que, si l'on ne prend pas de précautions, à côté des galeries bien aérées, il existera des galeries en cul-de-sac, où l'air ne pénètrera pas. C'est dans ce but que l'on multiplie les portes d'aérage.

Lorsque, dans toutes les mines, la ventilation sera suffisante, on verra sans doute disparaître l'anémie dite « des houilleurs ». Actuellement nous l'avons dit, elle est très rare dans le bassin houiller de la Loire, mais elle y existe cependant, c'est indiscutable, comme le prouvent les observations suivantes :

[1] Haton de la Goupillière, *op. cit.*, p. 72.

OBSERVATION II, inédite,

Recueillie par M. FERROUD, interne du service.

RÉSUMÉ. — Mineur travaillant dans les mines depuis dix-sept ans.

Pas d'antécédents héréditaires connus.

Décoloration des muqueuses.

Pâleur des téguments.

Souffle anémique dans les vaisseaux du cou.

Pas d'albumine dans les urines.

Pas de symptômes gastriques.

Pas d'ankylostome dans les fèces.

M..., âgé de trente-neuf ans, mineur, entre à l'Hôtel-Dieu de Saint-Étienne, service de M. le Dr Roussel, le 5 juillet 1888.

Il ne peut donner aucun renseignement sur ses parents, qu'il n'a jamais connus. Ne paraît pas avoir d'antécédents pathologiques bien caractérisés.

Travaille dans les mines depuis l'âge de vingt-deux ans (puits de Villars et notamment puits de la Chanat, où le malade dit avoir pris sa maladie et où il existe du « mauvais goût », puits du Rozier, mauvais goût). Quoique le sac contenant les aliments fût accroché, il arrivait quelquefois qu'il était mouillé. L'eau bue par le malade venait du dehors. Le malade mangeait au sec sur des planches.

Il y a un an ou deux, il sentit ses forces décliner peu à peu ; la marche provoquait facilement de l'oppression ; jamais de symptômes gastriques ; les sueurs étaient abondantes, le mal de tête à peu près continuel. En même temps survinrent quelques légères hémoptysies, mais le malade ne tousse ni ne crache.

Aujourd'hui tous ces symptômes persistent ; le moindre effort s'accompagne d'une dyspnée assez vive ; la céphalalgie est à ce point intense qu'elle détermine un vertige passager.

Fonctions digestives paraissant normales ; l'appétit est conservé.

Le malade présente un facies pâle, cireux ; les lèvres et surtout les conjonctives sont décolorées.

Rien de particulier à la percussion des poumons, si ce n'est un peu de sonorité emphysémateuse.

Battements du cœur mal frappés ; pas de souffle.

Matité cardiaque a disparu.

Foie abaissé et dépassant les fausses côtes d'un travers de doigt et demi ; il s'avance transversalement sur la ligne médiane, qu'il dépasse pour s'enfoncer sous le côté gauche.

Au creux épigastrique, sensation de résistance.

Pas de souffle au niveau de l'articulation sterno-claviculaire ; pas de souffle veineux du cou, ni temporal, ni oculaire, dans la position couchée, mais ils existent très nettement dans la position assise, avec renforcement coïncidant avec la diastole artérielle.

Poumons. — Respiration forte aux deux temps ; l'expiration est un peu prolongée ; aucun râle.

17 juillet. — Le malade mange beaucoup plus que la portion entière. Hier, après le dîner (midi et demi), syncope ayant duré dix minutes environ. Perte de connaissance et pâleur extrême. Dans l'après-midi, quatre ou cinq selles ; ce matin, état normal.

18 juillet. — Il se sent bien et demande à manger.

18 août 1888. — État satisfaisant, plus de syncope ; demande sa sortie.

Rien aux poumons ni au cœur.

L'examen de l'abdomen ne révèle aucune tumeur.

Souffle continu dans les vaisseaux du cou.

Le traitement a consisté en préparations ferrugineuses.

Deuxième rentrée. — Le malade rentre à l'hôpital le 15 août 1891, dans le service de M. le Dr Chavanis, dont nous avions l'honneur d'être l'interne.

Le malade se plaint absolument des mêmes malaises que lors de sa première entrée.

Même pâleur du visage ; décoloration des muqueuses labiale et palpébrale.

Souffle dans les vaisseaux du cou ; souffle céphalique de Tripier.

Après deux mois de traitement, ayant consisté en préparations martiales et toniques, le malade sort amélioré.

Nous avons, mais sans succès, cherché des œufs d'ankylostome et l'helminthe lui-même dans les fèces de ce malade.

Troisième rentrée. — Le malade rentre le 16 juin 1892, service de M. le Dr Roussel, dont nous avions l'honneur d'être l'interne.

Même état que l'année dernière : pâleur extrême des téguments, décoloration des muqueuses, perte d'appétit.

Le malade n'a encore aucun trouble du côté de sa miction ; pas d'albumine dans les urines.

Le malade n'a jamais eu de vomissements marc de café ; pas de melœna.

Sort le 19 août 1892, amélioré ; le traitement a consisté en préparations ferrugineuses.

Cette observation est intéressante à plus d'un titre : elle concerne un malade, fatigué depuis quatre ans déjà, qui vient de temps en temps reprendre des forces à l'hôpital : elle montre ensuite que, dès que le malade a quitté son travail de mineur, il se trouve mieux. Il s'agit donc bien là d'une anémie des mineurs essentielle, et non symptomatique d'une autre affection, soit cancer de l'estomac, soit néphrite. La longue durée de l'affection en fait foi.

Malheureusement nous n'avons pu faire la numération des globules, à cette époque, l'hôpital n'étant pas encore pourvu d'un hématimètre de Hayem.

OBSERVATION III, inédite et personnelle.

RÉSUMÉ. — Mineur, âgé de trente-cinq ans, travaillant depuis l'âge de vingt ans dans les mines.

Pas d'antécédents, ni héréditaires, ni personnels.

SYMPTOMES. — Faiblesse dans les membres ; décoloration des muqueuses.

Souffle anémique.

Pas de troubles digestifs.

Pas d'albumine dans les urines.

Pas d'ankylostome.

Br..., âgé de trente-cinq ans, mineur, entré à l'Hôtel-Dieu de Saint-Étienne, service de M. le Dr Chavanis, le 5 octobre 1891.

Père et mère bien portants.

Depuis l'âge de vingt ans, le malade a exercé la profession de mineur et a travaillé dans différentes mines, à Baubrun, Villars (mauvais goût). Ces dernières années, le malade était piqueur à Villebœuf, où il a travaillé seize mois ; il travaillait à une profondeur de 550 mètres, avec une aération défectueuse : *mauvais goût*.

Très sobre, il ne fait, nous dit-il, aucun excès, et ne boit jamais d'alcool. Très bonne santé jusqu'à ces derniers temps. Il y a quatre mois, il se sentit faible : ses jambes ne pouvaient plus le porter. et au moindre travail, il avait des vertiges et des étourdissements ; en même temps, céphalée frontale presque continuelle. A partir de cette époque, il dut cesser tout travail. En même temps, il remarquait que ses muqueuses perdaient leur teinte rosée ; aujourd'hui, les muqueuses conjonctivales surtout sont décolorées. Les lèvres ont conservé leur coloration rosée, mais un peu effacée cependant.

Pas de troubles digestifs ; appétit conservé ; jamais de vomissements, ni glaireux, ni alimentaires.

Néanmoins, le malade nous dit avoir maigri depuis deux mois. Pas de troubles de la vue.

Le malade a remarqué que, depuis quelque temps, il se lève la nuit pour uriner ; pas d'augmentation de la quantité d'urine émise.

Les urines ne présentent pas trace d'albumine.

Le sang que nous obtenons avec une piqûre d'épingle est presque complètement blanc et ne teint guère le linge.

Poumons. — Rien d'anormal. Pouls régulier et assez fort.

Les deux bruits du cœur ne présentent rien d'anormal.

Souffle céphalique et souffle dans les vaisseaux du cou.

La recherche de l'ankylostome est négative.

Traitement. — Préparations martiales ; vin de quina.

Le malade sort le 23 novembre assez amélioré.

Les urines, examinées à plusieurs reprises, n'ont jamais été albumineuses.

Cette observation montre bien qu'il s'agit d'une anémie, mais anémie assez légère et ayant cédé rapidement aux toniques et aux préparations ferrugineuses.

OBSERVATION IV

Recueillie par M. le Dr Meffret, alors interne du service.

Résumé. — Mineur, âgé de trente-quatre ans. Pas d'antécédents héréditaires ni personnels ; symptômes d'anémie.

F..., âgé de trente-quatre ans, mineur, entre à l'Hôtel-Dieu, service de M. le Dr Roussel, le 17 juillet 1886.

Pas d'antécédents héréditaires.

A travaillé trois ans au puits Montmartre, de 1869 à 1872. C'est là, nous dit-il, qu'il aurait contracté sa maladie ; un autre de ses camarades qui travaillait au même puits à cette époque, est mort d'*anémie des mineurs*. Depuis, il a toujours travaillé à la Ricamarie. L'année dernière, au mois d'août, cet homme fut obligé d'interrompre son travail pour entrer à l'hôpital, salle Saint-Pierre, service de M. le Dr Roussel. Il fut traité pour la même maladie qui le ramène aujourd'hui dans nos salles. Après trois semaines de repos, il put reprendre son travail, quoique guéri incomplètement. Depuis cette époque, le malade nous dit avoir pu continuer son travail, quoique étant toujours pâle, sans appétit et très faible.

Au mois de mai dernier, son état empirant, ses jambes ne pouvant plus le supporter, notre malade s'alita et resta jusqu'à ces jours-ci toujours très fatigué, sans avoir vu de médecin ni suivi aucun traitement.

Actuellement, il se plaint d'une grande faiblesse des membres inférieurs, sur lesquels on ne constate pas d'œdème ; s'il reste debout longtemps, ou s'il gravit un escalier un peu vite, il ressent un point douloureux dans l'hypocondre droit, et, en outre, il est très essouflé.

Sa peau est pâle, couleur verdâtre.

Les lèvres, les gencives, les conjonctives, en un mot, toutes les muqueuses, sont exsangues et décolorées.

Anorexie complète ; pas d'amaigrissement.

POUMONS — Poitrine globuleuse, sonorité exagérée ; matité précordiale peu accusée. A l'auscultation, on n'entend pas de râles.

CŒUR. — Pas d'hypertrophie ; la pointe bat dans le cinquième espace, un peu en dehors de la ligne mamelonnaire.

L'auscultation révèle l'existence d'un souffle râpeux, maximum à la base, et accompagnant la systole ventriculaire ; ce souffle se propage vers les orifices des vaisseaux du cou, où on le perçoit encore ; notons aussi un bruit continu avec renforcement d'origine veineuse.

Pas d'irrégularité dans les bruits du cœur. Pas d'albumine.

Fonctions digestives s'accomplissent bien ; ni constipation, ni diarrhée.

21 août. — Le malade sort sur sa demande ; amélioration sensible.

Il s'agit là, à n'en pas douter, d'une anémie des mineurs, qui s'est développée alors que le malade travaillait dans une mine mal ventilée.

CHAPITRE IV

DIAGNOSTIC DIFFÉRENTIEL DE L'ANÉMIE DES MINEURS

Diagnostic. — Quand on est appelé près d'un mineur atteint d'anémie, le problème à résoudre est en général facile, cependant il n'en est pas toujours ainsi, et l'on éprouve parfois le plus grand embarras. Le malade, qu'on a à examiner, a- t-il bien ce que l'on est convenu d'appeler l'anémie des mineurs ? et n'a-t-il que cela ? Quand le sujet est jeune encore, quand il est avéré qu'il a travaillé longtemps dans une mine où la ventilation laissait à désirer, au fond d'un puits dépassant 300 mètres en profondeur, avec le mauvais goût, comme ils disent ; quand, depuis longtemps déjà, sans aggravation notable, le mineur offre les signes de l'anémie (décoloration de la peau et des muqueuses, essoufflement, palpitations, pertes de forces, troubles dyspeptiques légers, souffles anémiques, voire même un très léger œdème péri- malléolaire), le diagnostic n'offre pas de bien grandes difficultés.

Mais que l'on se trouve en face d'un individu d'un âge

déjà avancé, qui ait dépéri rapidement, il faut déjà être plus circonspect. D'autres fois, on vous apporte dans une salle d'hôpital un sujet encore jeune, d'une pâleur extrême avec les jambes enflées jusqu'aux genoux, dans un état qui ne laisse aucun doute sur sa mort prochaine ; le diagnostic peut offrir alors des difficultés presque insurmontables, d'autant plus que ce genre de population n'est point observateur de sa santé et que leur moyenne intellectuelle ne les met guère à même de vous fournir sur le début et la marche de leur maladie tous les renseignements dont vous pourriez avoir besoin.

Dans les cas difficiles, il faut procéder par élimination. On ne devra s'arrêter définitivement au diagnostic d'anémie des mineurs qu'après avoir écarté : 1° les maladies du cœur ; 2° le cancer de l'estomac ; 3° la néphrite et 4° la leucémie, toutes maladies qui ont l'anémie dans leur cortège symptomatique.

Qu'il nous soit permis d'attirer ici l'attention, malgré que nous l'ayons déjà fait dans le chapitre consacré à la symptomatologie, sur quelques-uns des symptômes de l'anémie des mineurs. La connaissance exacte de la valeur de quelques-uns des principaux signes de cette maladie n'est notée dans aucun livre, c'est pour cela que nous désirons nous étendre plus longuement sur ce sujet.

C'est ainsi que la pâleur des téguments n'offre jamais chez notre anémique la teinte jaune paille du cancer, comme il est juste aussi de dire que le cancer ne donne pas toujours cette teinte particulière. Les conditions qui sont faites aux médecins dans la clientèle privée et même dans la plupart des grands hôpitaux sont telles, qu'on ne pourra guère se baser sur les résultats fournis par l'analyse du sang, sur la numération des globules. Actuellement la science, dans la majorité des cas, ne peut pas avoir la prétention de différencier les anémies et de les rapporter à leur véritable cause par l'examen du sang.

Un autre signe fort important à apprécier quand il existe, c'est l'enflure. Chez les mineurs anémiques, on ne voit jamais cet œdème notable des pieds et des jambes, dans lequel la pulpe du doigt laisse une empreinte profonde et durable; l'œdème de l'anémie est toujours très discret, très ténu; il ne dépasse jamais le milieu du mollet, l'empreinte du doigt n'est jamais ni profonde, ni persistante : c'est un œdème toujours léger, quelle que soit la gravité de l'anémie. Toutes les fois que l'on constatera une enflure notable des membres inférieurs on devra, sans crainte de se tromper, repousser hardiment le diagnostic d'anémie des mineurs. Il faut autre chose pour en arriver là. Du reste, pour ne rien cacher de notre pensée, on peut dire que, dans le centre minier de Saint-Étienne, l'anémie n'arrive pas à causer directement la mort des hommes qui travaillent dans les mines. On peut mourir avec de l'anémie, mais on ne meurt pas de cela seulement. Il faut tirer de suite cette conclusion que, si l'on a fait le diagnostic d'anémie et que le sujet soit près de mourir, le clinicien est dans l'erreur. C'est un diagnostic qu'on ne doit plus poser d'une façon exclusive devant un moribond.

L'état de l'embonpoint est encore un symptôme, dont il convient d'examiner les allures. L'anémie ne fait pas mourir comme la néphrite chronique : elle n'amène pas non plus le patient au degré d'émaciation du cancer gastrique. Si le véritable anémique avait du coloris aux lèvres et à la peau, il semblerait bien portant.

Maladies du cœur. — Le diagnostic de l'anémie des mineurs d'avec une maladie du cœur n'offre, en général, aucune difficulté. Nous ne parlerons pas des lésions mitrales, lesquelles n'ont point pour habitude de donner au malade un aspect anémique : c'est le propre, au contraire, des affections de l'orifice aortique qui ont, elles, pour caractéristique la décoloration de la face et des lèvres.

Une auscultation très attentive et la recherche minutieuse de tous les signes de l'insuffisance aortique, tels que souffle diastolique de la base, pouls visible de Corrigan, pouls bondissant de Hope, retard du pouls carotidien[1], feront toujours éviter une erreur : avec un peu d'attention, on ne confondra pas les souffles organiques de l'orifice aortique avec les souffles anémiques.

Cancer. — C'est habituellement le cancer de l'estomac qui s'offre le plus souvent à la pensée si l'on éprouve quelques doutes sur la nature de la maladie d'un mineur anémique.

L'anémie progressive, la cachexie chez un homme d'un âge mûr, feront penser au cancer. L'existence de la dyspepsie, de vomissements et même d'hématémèse, l'anorexie, les douleurs épigastriques, la présence d'une tumeur dans la région stomacale sont les signes habituels de cette

---

[1] R. Tripier, Du retard de la pulsation carotidienne sur la systole cardiaque dans l'insuffisance aortique (*Revue mensuelle de médecine et de chirurgie*, 1877).

terrible maladie. Lorsque tous ces phénomènes se rencontrent, le jugement ne présente pas de difficulté et le diagnostic s'établit rapidement. Mais il n'en est pas toujours ainsi, le problème clinique est souvent bien plus complexe que cela. Les mineurs anémiques, eux aussi, ont quelquefois des troubles gastriques assez accusés. Et puis, dans une anémie aussi profonde que celle qui les atteint, les sécrétions gastriques sont loin d'être physiologiques.

Quand on songe que le cancer stomacal passe ignoré des praticiens dans près de la moitié des cas, si l'on en croit le Dr Aimé Guinard, chirurgien des hôpitaux de Paris[1], on jugera quels sont les embarras du médecin dans bien des cas et combien il faut apporter de tact pour démasquer un cancer gastrique : car, bien souvent, le cortège des symptômes, qui accompagne le cancer de l'estomac, est pour ainsi dire écourté. — C'est alors qu'il convient d'avoir recours à l'examen direct du suc gastrique lui-même, et d'y rechercher la présence de l'acide chlorhydrique. Mais les assertions sont encore trop contradictoires sur ce point. Dans tous les cas, si l'on arrive à démontrer un jour que l'acide chlorhydrique fait toujours défaut dans le suc gastrique fourni par un estomac cancéreux, on aura un élément des plus certains pour asseoir ce diagnostic. Il conviendrait d'examiner aussi, dès maintenant, quel est l'état habituel du suc gastrique chez les mineurs anémiques, si l'acide chlorhydrique s'y trouve et en quelle quantité, ce qui n'a été fait par personne encore, croyons-nous.

---

[1] Dr Aimé Guinard, *Traitement chirurgical du cancer de l'estomac*, Paris, 1892.

L'habitus de ces deux maladies est aussi à remarquer : l'anémie des mineurs persiste indéfiniment au même degré, sans aggravation notable. C'est le contraire dans le cancer. — L'anémié conserve son appétit, et jusqu'à un certain point sa gaîté ; son allure est tranquille, car il sent bien, d'instinct, que sa maladie ne le tuera pas. Le cancéreux est tout autre ; il ne mange plus, il souffre physiquement, il souffre moralement, il se sent frappé à mort ; ses idées sont inquiètes et ses pressentiments fâcheux.

Les anamnestiques peuvent être d'une grande utilité dans bien des circonstances.

Un mineur, se sentant devenir malade, abandonne la mine ; néanmoins son anémie va en s'aggravant rapidement : il ne s'agit plus apparemment d'une anémie de mineur, cette dernière ne s'aggrave guère une fois que l'on se repose au grand air et que l'on ne descend plus dans les galeries. Il faut songer alors au cancer ou à la néphrite. Il en est de même si vous avez affaire à un mineur, qui soit devenu anémique après le travail souterrain. Ces cas ne sont pas si rares qu'il ne faille les rappeler. Témoin le concours pour une place de médecin des hôpitaux de Saint-Étienne en 1878[1].

Le quatrième jour du concours, le malade, qui fut soumis à l'examen des candidats, était atteint d'anémie des mineurs, de l'avis de tout le monde.

C'était un mineur de Rive-de-Gier, âgé de trente-sept ans, devenu anémique quelques semaines après avoir abandonné le travail de la mine. Il offrait une teinte anémique prononcée, une enflure aux jambes prononcée et

[1] *Lyon-médical*, p. 113, 1878.

remontant jusqu'aux genoux, des phénomènes dyspeptiques assez importants aussi, mais jamais il n'avait eu un
seul vomissement dans le cours de sa maladie. Quinze
jours après le concours, il mourut, et son autopsie dé-
montra qu'il s'agissait d'une lymphangite cancéreuse dans
la région de l'estomac. Les anamnestiques et l'œdème
trop accusé aux membres inférieurs auraient dû faire
écarter positivement ce diagnostic.

Nous devons à l'obligeance de M. le professeur Tripier
de pouvoir publier l'observation suivante, qui met bien
en évidence la difficulté de ce diagnostic. Nous sommes
très reconnaissant à M. le professeur Tripier d'avoir voulu
nous confier et nous permettre de publier cette observation très intéressante à plus d'un titre.

OBSERVATION V

Recueillie par M. le professeur Raymond TRIPIER.

RÉSUMÉ. — Malade, âgé de quarante-six ans, sans antécédents
héréditaires, ni personnels, a travaillé dans les mines pendant dix
ans environ.

A son entrée à l'hôpital, le malade appelle surtout l'attention
sur des symptômes d'anémie.

Quelques troubles digestifs.

Pas d'albumine dans les urines. Diagnostic porté était : anémie
des mineurs.

MORT. — A l'autopsie, on trouve cancer de l'estomac.

Benoît R..., âgé de quarante-six ans, entre à l'hôpital de Lyon,
salle Saint-Charles, dans le service de M. le D_r Tripier, le
2 juillet 1871.

Ce malade a travaillé la terre jusqu'à l'âge de vingt-huit ans, époque à laquelle il est resté dans une mine de charbon, pour y faire le travail de nuit, de 4 heures du soir à 4 heures du matin. Au bout de neuf à dix ans, il a quitté la mine pour cause d'affaiblissement général, et dans la crainte de contracter la maladie des mineurs, dont beaucoup de ses camarades étaient atteints. Il s'est remis aux travaux des champs pendant quelque temps, et il les a abandonnés pour entrer dans une verrerie, où il fut employé pendant trois ans comme manœuvre : ces travaux devinrent pour lui trop pénibles, et il les cessa pour reprendre ceux de la terre jusqu'au commencement de l'année 1870. Il fut employé alors à casser les pierres sur les grandes routes jusqu'au mois de décembre 1870. Cette fois, ce fut la guerre qui occasionna la cessation de son travail. En dernier lieu, il est rentré dans la mine de charbon, le 1ᵉʳ janvier 1871, toujours comme manœuvre de nuit, et, c'est la maladie, dont il est atteint actuellement, qui l'a obligé d'en sortir au milieu du mois de février. Avant d'indiquer les symptômes qu'il a présentés, quelques mots sur ses antécédents. Rien du côté de l'hérédité. Le malade n'a jamais été très vigoureux, ni très fort ; mais il a toujours joui d'une bonne santé jusque vers l'âge de trente-quatre ou trente-cinq ans. A cette époque, ulcère de la jambe gauche, qui occasionna une cessation de travail pendant un an environ. L'année suivante, maladie caractérisée par des maux de tête et des coliques ; cette maladie dura six semaines. Il quitta ensuite les mines pour cause d'affaiblissement général, et, bien qu'il n'eût aucune maladie, nettement caractérisée depuis cette époque jusqu'au mois de février 1871, il ne recouvra cependant pas sa force première. C'est pour ce motif qu'il essaya plusieurs genres de travaux, qu'il abandonnait successivement pour cause de fatigue. C'est aussi pour cela que, dans les mines, il préféra le travail de nuit à celui de jour, ce dernier étant beaucoup plus pénible, ou mieux nécessitant plus de force que le premier. (Les ouvriers de la journée sont payés suivant le travail qu'ils font, tandis qu'il suffit à ceux qui sont employés la nuit de s'occuper pendant un nombre d'heures déterminées.)

Il y a deux ans, ce malade, qui faisait rarement usage des boissons alcooliques, s'est mis à boire chaque matin un verre d'eau-de-vie pendant un an environ, et il n'a cessé l'usage de cette liqueur, que parce qu'elle provoquait des douleurs d'estomac. Aucun autre excès. Bonne nourriture habituelle. Pas de syphilis, pas de maladie .vénérienne.

La maladie actuelle a débuté au mois de février 1871, par une douleur survenue subitement dans le flanc droit, et qui a persisté jusqu'à la fin du mois d'août. Le malade attribua d'abord ce point douloureux à un coup reçu quelque temps auparavant sur le côté, et il continua de travailler encore pendant une quinzaine de jours ; mais la douleur devenant plus vive, il quitta la mine pour se faire soigner chez lui. Non seulement la douleur ne disparut pas, mais encore son état s'aggrava rapidement.

Son appétit diminua et ses digestions devinrent laborieuses, accompagnées de quelques coliques.

A ces symptômes, vinrent s'ajouter en avril ou mai des vomituritions ou des vomissements fréquents de matières bilieuses ou alimentaires, suivant qu'ils avaient lieu avant ou après l'ingestion des aliments. A partir du mois d'août, les troubles digestifs devinrent constants. Le malade avait peu ou pas d'appétit. L'ingestion des aliments provoquait au bout d'une demi-heure ou d'une heure des pesanteurs d'estomac, des renvois acides ou amers, des nausées, puis des vomissements ou des coliques, plusieurs heures après les repas. Diarrhée ou constipation (cette dernière plus fréquente). En général, il n'y avait pas de vomissements lorsqu'il existait de la diarrhée [1]. Perte des forces. Décoloration des téguments (elle a toujours existé depuis le premier séjour dans les mines ; mais elle est devenue plus prononcée depuis le début de la maladie).

---

[1] Pendant que nous étions l'interne de M. le Dr Roussel, nous avons souvent entendu notre maître insister sur ce fait, que les cancéreux (de l'estomac) présentant des selles diarrhéiques n'avaient pas de vomissement : celui-ci se montrait au contraire, quand la diarrhée était remplacée par la constipation. Notre chef de service tenait cette remarque de M. le professeur Raymond Tripier, qui a été le premier à observer ce fait.

Bourdonnements d'oreilles. Oppressions et palpitations, provoquées par une marche rapide, et par l'action de monter des escaliers. Vertiges fréquents dans la station verticale.

Deux syncopes dans les premiers jours d'août ; la dernière très forte eut lieu en allant à la selle et fut suivie d'un accès de fièvre qui dura plusieurs heures. Le lendemain, le malade était plus pâle et plus abattu. Cependant les coliques cessèrent dans les derniers jours du mois d'août ; les troubles digestifs devinrent moins prononcés et moins constants. Le malade reprit un peu d'appétit et de forces et demanda à aller à Longchêne.

Départ pour Longchêne le 1er septembre. Au bout de quinze jours, réapparition des coliques d'abord, puis des autres troubles digestifs qui obligèrent le malade à rentrer à l'Hôtel-Dieu le 3 octobre. Il se présente avec les mêmes symptômes que précédemment, et, en outre, avec une anémie beaucoup plus prononcée et un affaiblissement qui l'obligea à garder le lit à partir de cette époque.

On constata alors l'absence de tout bruit de souffle à la région précordiale, mais l'existence d'un bruit de souffle intermittent sur le trajet des vaisseaux du cou, accompagné d'un frémissement superficiel immédiatement au-dessus des clavicules, au niveau des muscles sterno-mastoïdiens. Ces bruits de souffle persistèrent toujours avec plus ou moins d'intensité en présentant les mêmes caractères qu'actuellement. Les aliments furent de plus en plus mal supportés ; les points douloureux et les coliques revinrent plus fréquemment ; les alternatives de diarrhée et de constipation persistèrent et les vomissements devinrent un peu plus rares. Toutefois le malade se plaignit constamment de douleurs à la région épigastrique, augmentées par la pression et surtout par l'ingestion des aliments, de points de côté ou de coliques, de la perte presque complète d'appétit, de vertiges fréquents et d'un bruit intermittent analogue au bruit d'une locomotive, perçu parfois par les deux oreilles et par l'une ou l'autre, le plus souvent par l'oreille droite.

17 octobre. — Troisième syncope, en allant à la chaise, et accompagnée de vomissements, suivis d'un accès de fièvre qui a duré environ huit heures : jamais d'hématémèse ni d'hémorragie intestinale. A partir de cette dernière syncope, anémie encore plus considérable et affaiblissement tel qu'il suffit souvent au malade de s'asseoir sur son lit pour éprouver des vertiges, et qu'on est obligé de l'aider pour aller à la chaise. Bouffissure de la face. Pas d'œdème des membres inférieurs. L'urine, plusieurs fois examinée, n'a jamais présenté ni sucre, ni albumine ; elle est seulement peu colorée. Le sang est très pâle ; examiné au microscope on n'a trouvé qu'une diminution très notable du nombre des globules.

L'état général du malade s'est aggravé progressivement, en présentant toujours les mêmes symptômes jusqu'au 30 octobre, époque à laquelle l'observation du malade incomplètement prise, est à nouveau rédigée.

ÉTAT ACTUEL. — *30 octobre 1871.* — Décubitus habituel du côté gauche, faiblesse très grande, décoloration très prononcée de la peau et des muqueuses, amaigrissement, bouffissure de la face, un peu d'œdème des pieds. Vertiges produits par les moindres mouvements.

Persistance du bruit pulsatif perçu par le malade vers l'oreille droite surtout. Ce bruit cesse de temps en temps d'être perçu pendant de courts instants, sans qu'on puisse trouver la cause de cette interruption. Il augmenterait *presque toujours* dans les moments où le malade souffre le plus. En inclinant fortement la tête du côté où il est perçu il *diminue quelquefois*. Il paraît au contraire augmenter lorsqu'on fait pencher la tête du côté opposé. On le fait sûrement cesser, en comprimant les vaisseaux du côté du cou où il est produit. Enfin il serait plus fort après les mouvements et notamment lorsque le malade reprend la position horizontale après être resté un moment assis sur son lit.

L'impulsion du cœur est très nettement perçue et la pointe bat au niveau du quatrième espace intercostal, près et en dehors du mamelon : quatre-vingts pulsations à la minute. La pulsation artérielle est brusque, mais le pouls est très dépressible. Les battements carotidiens sont visibles de chaque côté. Les veines du cou sont affaissées et elles sont cependant le siège de mouvements synchrones avec le pouls. Il ne paraît pas exister de pouls veineux, mais plutôt un soulèvement des veines et de toutes les parties superficielles de cette région par les carotides, dont les battements sont très brusques et très amples. On voit à chaque systole un mouvement ondulatoire se produire le long du bord externe du sterno-mastoïdien.

En appliquant légèrement le doigt sur les sterno-mastoïdiens, au-dessus de la clavicule, on perçoit un frémissement continu légèrement renforcé, immédiatement avant la systole cardiaque. Ce frémissement est bien plus marqué à droite qu'à gauche ; il a son maximum d'intensité immédiatement au-dessus de la clavicule et il cesse d'être perçu à deux travers de doigt plus haut. Il cesse par la pression au niveau du point où il est sensible, ainsi que par la compression des vaisseaux du cou à la partie supérieure. Il cesse aussi ou diminue très notablement lorsqu'on met les muscles du cou dans le relâchement ; enfin il augmente lorsqu'au contraire la tête est inclinée du côté opposé. Ce frémissement est en outre plus ou moins marqué sans cause appréciable, mais on peut toujours le percevoir.

A l'auscultation des vaisseaux du cou, on trouve un bruit de souffle en rapport avec le frémissement. Le bruit est donc continu avec renforcement présystolique ; toutefois il devient tellement faible immédiatement après la systole cardiaque qu'il faut une grande attention pour le percevoir, et que, parfois même, il semble interrompu pendant un temps très court. On l'entend mieux pendant l'expiration qu'au moment des *fortes inspirations*. Pour bien percevoir le souffle avec les caractères indiqués, il faut que le stéthoscope repose sur la région sans exercer de pression. En effet, si l'on appuie tant soit peu, le bruit de souffle continu disparaît, et l'on a alors un bruit de souffle systolique d'autant plus fort qu'on presse davantage, sans cependant comprimer à l'excès.

Les causes qui font varier ou disparaître le frémissement agissent de la même manière sur le bruit de souffle, il est aussi plus marqué à droite, et il a le même maximum d'intensité. On cesse de l'entendre à deux ou trois travers de doigt au-dessus de la clavicule et on le perçoit très bien, en plaçant le stéthoscope sur la clavicule même, et même un peu au-dessous, lorsqu'il est intense.

Les battements carotidiens sont parfaitement synchrones avec les pulsations cardiaques, à l'auscultation, les bruits du cœur sont perçus très nettement, mais à la base, notamment dans les deuxième et troisième espaces intercostaux gauches, près du sternum, le premier bruit est très doux, quasi soufflant, sans qu'on puisse cependant constater un véritable souffle. Dans cette même région le second bruit est mal frappé, comme dédoublé, ou comme précédé d'un léger frôlement. Toutefois, pas de souffle à proprement parler.

La région épigastrique et les parties voisines sont toujours le siège d'une douleur sourde, exaspérée par la pression ou par l'ingestion de quelques aliments. En outre, le malade éprouve toujours à certains intervalles très irréguliers des points douloureux qui se font principalement sentir dans les flancs ou vers la région hypogastrique.

Le malade a peu ou pas d'appétit, et il se prive souvent de manger dans le but d'éviter les exacerbations douloureuses, fréquemment produites par l'ingestion des aliments. Au début de la maladie, ce sont les légumes et le vin, qui ont commencé à être le plus mal supportés, puis en dernier lieu, la viande a produit le même effet, de sorte qu'actuellement les potages maigres et le lait sont les seuls aliments, plus ou moins bien tolérés. Diarrhée ou constipation. Celle-ci est plus rare; mais lorsqu'elle existe, les indigestions sont plus fréquentes. Les aliments produisent d'abord un sentiment de pesanteur peu de temps après leur ingestion, puis les douleurs épigastriques surviennent ou augmentent, le malade a des renvois aigres, amers. Enfin il survient du pyrosis des nausées et des vomissements très pénibles de matières bilieuses ou alimentaires, deux, trois, quatre, cinq, six heures après les repas. L'application de linges chauds sur la région épigastrique le soulage toujours avant ou après les vomissements, ceux-ci sont ainsi quelquefois évités.

Langue humide et décolorée comme les autres tissus.

Toux assez fréquente et crachats muqueux assez abondants depuis quelques jours. Sonorité de la poitrine exagérée, affaiblissement du murmure respiratoire et expiration prolongée, surtout dans les régions sous-claviculaires.

Le foie ne paraît pas augmenté de volume. L'estomac ne paraît pas distendu d'une manière exagérée. Le ventre est souple, normal. Miction normale.

1er décembre 1871. — Le malade a été pris hier à une heure sans cause appréciable d'un point douloureux au niveau de la région hypogastrique. Ce point persiste aujourd'hui avec une grande intensité. La région ne présente rien de particulier et la plus légère pression à ce niveau exagère la douleur. Le malade est presque constamment assis sur son lit et il se plaint à peu près continuellement. Il n'a pu prendre aucun aliment et il n'a été soulagé ni par l'éther, ni par l'application de linges chauds. Pouls à 90, face plus pâle que de coutume, anxieuse. Dans la soirée, le malade est un peu soulagé par une potion avec un centigramme de morphine et par un lavement laudanisé.

2 décembre 1871. — Persistance des douleurs, mais qui ne se font plus sentir dans la même région. Elles existent actuellement au niveau du rebord des deux dernières fausses côtes gauches sur la ligne mamelonnaire.

TRAITEMENT. — Potion morphine : deux centigrammes, deux lavements laudanisés.

Applications de compresses, trempées dans un mélange de chloroforme et alcool.

D'abord un peu de soulagement ; à 4 heures du soir, les douleurs paraissent devenir intermittentes, puis très fréquentes.

3 décembre. — Le malade a pu reposer un peu la nuit dernière et ce matin il a pris son lait d'ânesse. Les douleurs se font surtout sentir de loin en loin. La diarrhée, qui avait cessé pendant ces deux derniers jours, a reparu.

Affaiblissement considérable. Les moindres mouvements produisent du vertige.

Le frémissement et le souffle des vaisseaux du cou ont diminué d'intensité.

Pouls très dépressible. La bouffissure du visage est plus marquée. L'œdème des pieds a augmenté et les mains sont aussi un peu œdématiées ; pâleur cadavérique.

6 décembre. — Depuis deux jours, les douleurs ont cessé à peu près complètement. Ce n'est que de loin en loin que le malade ressent un élancement douloureux du côté gauche. Il dort très bien et est même presque toujours assoupi dans la journée. Il prend son lait d'ânesse, du café au lait et un petit potage matin et soir. Depuis l'apparition du point douloureux à gauche, le décubitus du côté droit est assez fréquent; persistance de tous les symptômes précédemment décrits, sauf des troubles digestifs et des douleurs. L'urine et le sang sont examinés à nouveau. L'urine est claire, limpide, colorée, ne contient ni sucre, ni albumine. Le sang est décoloré. Les globules sont très notablement diminués de nombre. Les globules blancs sont volumineux et paraissent nombreux en raison de la diminution considérable du nombre des globules rouges. Enfin, il existe beaucoup de globulins sous forme d'amas, groupés çà et là autour des globules.

11 décembre. — Le malade est très calme, mais il éprouve toujours de loin en loin des douleurs du côté gauche, dans la région indiquée précédemment, et qui disparaissent assez rapidement sous l'influence des applications de compresses trempées dans un mélange de chloroforme et d'alcool ; décubitus du côté droit , persistance de la diarrhée (deux ou trois selles dans les vingt-quatre heures) ; inappétence ; lait, café au lait, potages ; les aliments sont bien supportés ; faiblesse très grande ; vertiges. On est obligé de soutenir le malade pour le mettre sur la chaise.

AUTOPSIE. — *20 décembre.* — Pratiquée vingt-quatre heures après la mort : temps froid, absence de rigidité cadavérique.

Œdème des mains et des pieds.

Cou. — La partie centrale des muscles omoplat-hyoïdiens est fortement tendineuse du côté droit et très peu du côté gauche, au niveau de son passage sur la veine jugulaire interne.

En frappant de légers coups sous l'artère sous-claviculaire, au niveau de sa portion ascendante, on produit dans la jugulaire interne un reflux analogue à celui qui existait, pendant la vie, au niveau du cou.

Poumons. — Coloration ardoisée très marquée ; pas d'adhérence, si ce n'est quelques points insignifiants vers la base gauche.

Emphysème très marqué sur les bords antérieurs et au niveau des bases.

Cœur. — Petit, bien musclé ; aucune lésion des orifices.

Abdomen. — Suffusion séreuse, équivalente à un litre et demi de liquide citrin environ.

Reins. — Un peu graisseux dans leur substance corticale.

Rate. — Petite. Texture normale.

Intestins. — Le côlon transverse, dans sa moitié gauche, est adhérent avec la paroi abdominale antérieure. Lorsqu'on enlève ces adhérences, on tombe dans une cavité de formation récente, qui est remplie de liquide lie de vin, provenant de l'estomac. Cette cavité est constituée en bas, par les trois quarts antérieurs de la paroi supérieure du lobe gauche du foie ; en haut, par le dia-phragme ; en dedans, par le ligament suspenseur du foie ; en dehors, par des adhérences du bord gauche du foie à la paroi abdominale ; enfin, en avant, par le grand épiploon, rapport déjà signalé.

Cette cavité, irrégulièrement quadrilatère, de 9 à 10 centi-mètres carrés environ, communique, par son angle antérieur et interne, avec une ouverture de la cavité stomacale : celle-ci peut avoir 2 centimètres environ de largeur.

Cette perforation a lieu au niveau de la paroi antérieure de l'estomac, près de la petite courbure.

La lèvre antérieure est formée par l'estomac, réuni au côlon transverse ; mais la lèvre postérieure est constituée par le bord tranchant antérieur du foie, dont une partie de la face inférieure (4 à 5 centimètres environ) constitue la paroi propre de l'estomac : cette portion est comme évidée.

En outre, on remarque près du pylore une tumeur ulcérée, cir-culaire, qui s'étend jusqu'au pylore, celui-ci a son calibre rétréci.

Les ganglions mésentériques sont hypertrophiés.

Cerveau. — Rien de particulier.

A lire cette observation très détaillée, vingt ans après
le décès du malade qui en fait le sujet, quand surtout on
connaît le résultat de l'autopsie, il semble que le diagnostic
de « cancer de l'estomac » aurait dû être porté. Cependant
ce problème était beaucoup plus complexe et plus délicat :
on avait affaire à un mineur qui avait travaillé longtemps
dans les mines : il racontait que plusieurs de ses camarades avaient eu la « maladie des mineurs ». En outre, il
n'avait que des symptômes vagues, de la faiblesse, des
étourdissements, des maux de tête, rien en un mot n'appe-
lait l'attention du clinicien du côté des symptômes gastriques qui, du reste, n'ont apparu qu'à la seconde période de
la maladie.

Si le malade n'avait jamais travaillé au fond d'un puits,
les investigations auraient probablement été dirigées du
côté de l'estomac, mais cette circonstance du passé pathologique du malade rendait le diagnostic impossible.

Bien qu'à Saint-Étienne le cancer [1] chez les mineurs
soit de moitié moins fréquent que chez les passementiers,
on l'y trouve cependant assez souvent ; l'anémie au contraire, chez nos houilleurs est très rare, à tel point que
nos maîtres dans les hôpitaux de Saint-Étienne nous ont
affirmé n'avoir jamais fait une autopsie d'anémie des
mineurs sans avoir eu à relever une erreur de diagnostic.
En pareil cas, il s'agit le plus souvent d'un cancer latent
ou d'une néphrite.

---

[1] D'après les statistiques anglaises, la mortalité par cancer est moins
élevée en général dans les centres miniers et industriels, que dans les popu-
lations agricoles. (C. M. Fleury, *Compte rendu du bureau d'hygiène
de la ville de Saint-Étienne*, p. 203, 1892).

A. R.   5

Il arrive par contre, d'autres fois, que l'on prend pour des cancéreux des mineurs anémiques atteints seulement d'ulcère de l'estomac : la tumeur même ne fait pas toujours défaut et fait pencher la balance en faveur d'une dégénérescence. Ces faits sont assez rares ; mais il faut néanmoins les signaler pour prévenir une erreur presque obligatoire si l'on n'est pas prévenu. Nous avons vu dans le chapitre III, que les conditions hygiéniques, au milieu desquelles se passe la vie des mineurs, ont une influence prépondérante dans l'apparition de l'anémie. L'alcoolisme n'y est point étranger. Les mineurs qui viennent dans les salles d'hôpital (ils ne représentent pas l'élite de la profession) ont, en grand nombre, de la dyspepsie éthylique. Celle-ci les conduit à des ulcérations de l'estomac qui sont à leur tour le point de départ de péritonites circonscrites, donnant à la palpation toutes les apparences d'une tumeur de mauvaise nature. C'est alors que les anamnestiques seront d'un puissant secours. Il conviendra d'analyser minutieusement la marche antérieure de cette maladie, et un traitement bien dirigé, en cas d'ulcération simple, aura au bout de quelques semaines démontré que vous ne vous serez pas trompé. Quand une dyspepsie à allure sérieuse se trouve compliquée de la présence d'une anémie prononcée, on ne peut se défendre de l'idée de cancer.

On pouvait voir, il n'y a pas trois mois encore, dans le service de notre maître, M. le Dr Chavanis, un cas de ce genre : mineur alcoolique, profondément anémique, sans œdème, porteur d'une tumeur de la grosseur d'un œuf ordinaire, dans la région du pylore. Cet homme accusait des souffrances intolérables à l'estomac. En quatre ans il avait eu trois hématémèses, relativement abondantes, séparées par des périodes très nettes d'amélioration. Il s'agissait évidemment d'une anémie des mineurs avec, avant tout, un ulcère de l'estomac.

Si l'anémie chez les mineurs fait souvent faire fausse route en masquant des lésions plus importantes, dans bien des cas aussi, elle se trouve associée à une maladie de l'estomac, sur la nature de laquelle on est porté à se tromper par le fait de l'adjonction du symptôme anémie.

Néphrite. — S'il est difficile devant un mineur sérieusement anémique d'éliminer à coup sûr la présence du cancer, c'est bien autre chose quand il faut différencier certaines anémies graves de la néphrite.

En général, le médecin est mis sur la voie d'une altération rénale par différents symptômes, tels que céphalée, migraine, palpitations, essoufflement, vomissements, diarrhée, dépérissement général, polyurie, crampes, vertiges, troubles de la vue, anémie, œdème des jambes. C'est à la cirrhose du rein que nous faisons allusion. Le clinicien est alors forcé d'examiner les urines et la présence de l'albumine vient lever tous les doutes. Mais il n'est point rare de voir l'albumine faire défaut dans la cirrhose; alors le diagnostic peut dévier, et l'on peut se laisser aller à croire qu'il s'agit simplement d'une anémie des mineurs. Quelques particularités peuvent cependant aider à flairer une erreur possible. Dans la cirrhose rénale, l'anémie n'est jamais aussi marquée que dans l'anémie des mineurs; elle n'est pas aussi profonde; et puis, la polyurie, sur laquelle il faut insister en recueillant les urines des vingt-quatre heures, finira toujours par entraîner la conviction.

Mais, qu'il s'agisse de certaines néphrites épithéliales sans albumine, les malades se décolorent vite, ils se décolorent profondément comme dans les anémies graves : il peut n'y avoir que très peu d'œdème, il peut ne plus y avoir d'albumine dans les urines, le diagnostic se présente alors avec des difficultés insurmontables. Disons-le, du reste, c'est presque toujours de gros reins blancs, qui ont été la cause des erreurs de diagnostic.

Le diagnostic de la néphrite épithéliale est ordinairement facile; l'anasarque qui lui fait cortège ne manque pas d'attirer l'attention du médecin et le met ainsi sur la trace de l'albuminurie. Mais l'infiltration œdémateuse du tissu cellulaire sous-cutané, pour habituelle qu'elle soit, n'est pas un phénomène absolument constant ni nécessaire dans la néphrite; on peut en dire autant du symptôme albuminurie. Quand la présence de ces deux signes importants fait défaut, l'erreur est presque inévitable. On ne peut l'éviter qu'en se servant du moindre signe révélateur. L'examen du cœur et celui des fonctions intestinales sont de la plus haute importance dans cette forme de néphrite, comme dans la forme cirrhotique du reste. Les expériences de Bouchard sur la toxicité des urines peuvent également tirer le clinicien d'embarras; il ne faut pas oublier de les examiner à ce point de vue.

Nous ne résistons pas à rapporter ici un cas, qui restera longtemps gravé dans notre esprit pour démontrer toutes les difficultés avec lesquelles on se trouve parfois aux prises. Nous étions alors interne du service de M. le Dr Chavanis. Vers la fin de la visite, on apporte dans la salle un jeune homme de trente-cinq ans, tout au plus, profondément décoloré : c'était un mineur de profession. Il était envoyé dans la salle sous la rubrique d'anémie des mineurs.

Sa femme, qui l'accompagnait, nous raconta que son mari avait toujours été bien portant, jusqu'à ces quatre derniers mois, époque à laquelle il s'était mis à pâlir et à maigrir légèrement. Cet homme n'avait jamais eu aucune maladie, et, depuis qu'il était souffrant, on n'avait jamais relevé trace d'œdème. La quantité des urines n'avait pas attiré l'attention. Il se plaignait de bourdonnements d'oreilles intenses, occasionnant quelques maux de tête depuis quelques jours ; il avait un peu saigné du nez la veille de son entrée à l'hôpital ; et, en poussant l'interrogatoire plus avant, sa femme finit par se rappeler qu'il avait deux selles par jour assez peu solides : à l'examen direct, rien dans le ventre, rien dans les poumons ; pas trace de cancer, pas trace d'albumine dans les urines. Ces dernières, pour une anémie aussi grave, étaient encore en abondance suffisante. Le résultat était donc négatif, sauf sur un point ; notre chef de service nous fit remarquer que le rythme du cœur tendait à se rapprocher du rythme du galop, sans souffle aucun. Ce signe simplement ébauché chez le malade, dont nous parlons, rapproché du saignement de nez, de la tendance à la diarrhée, suffit à notre maître pour écarter toute idée d'anémie et affirmer, le jour même de l'entrée du malade, le diagnostic de néphrite sans albumine. Le malade mourut dix jours après, et l'autopsie nous révéla de gros reins blancs. L'observation du reste, nous paraît assez intéressante pour que nous la relations telle qu'elle a été prise le jour même de l'entrée du malade.

OBSERVATION VI, inédite et personnelle.

H..., Jean, âgé de trente-quatre ans, mineur, entré à l'Hôtel-Dieu de Saint-Etienne, le 15 juin 1891, dans le service de M. le D' Chavanis.

Rien à signaler dans les antécédents, soit héréditaires, soit personnels.

Le malade est mineur, et a toujours, dit-il, joui d'une excellente santé. Il a toujours travaillé dans les mines bien aérées.

La maladie qui l'amène à l'hôpital a débuté il y a dix mois environ par une faiblesse dans les membres. Bientôt après survinrent des céphalées et de l'amaigrissement. Il y a six mois seulement, le malade remarqua la décoloration profonde de ses muqueuses labiales.

Jamais de vomissements marc de café ; pas de dégoût pour les aliments.

Aucun trouble de la miction.

Ce qui frappe la vue, lorsque l'on examine le malade, c'est la teinte spéciale de ses téguments et la décoloration des muqueuses : celles-ci sont absolument blanches.

Si l'on pique le doigt du malade, on obtient un sang décoloré et ne laissant presque aucune tache sur le linge.

L'auscultation des vaisseaux du cou et de la veine ophtalmique nous fait entendre un souffle anémique très intense.

La pointe du cœur bat à quelques centimètres en dedans du mamelon ; pas de souffle ni à la pointe ni à la base du cœur.

POUMONS. — Les deux sommets présentent en avant une sonorité et un murmure respiratoire normaux ; en arrière, nous notons un peu de submatité aux deux sommets ; de plus, au sommet droit, nous entendons, par moments, des bouffées de râles humides, surtout apparents lorsque l'on fait tousser le malade.

Urines. — Pas d'albumine.

18 juin. — Les râles constatés au sommet droit, en arrière, ont été passagers. En avant, sous la clavicule droite, il y a peut-être moins de respiration qu'à gauche. Le stéthoscope laisse sur la poitrine une empreinte, comme celle que produit l'œdème.

24 juin. — Anémie considérable ; œdème modéré, mais généralisé. Au cœur, tendance au bruit de galop. Diarrhée assez intense ; le malade prétend qu'il l'a depuis longtemps déjà.

26 juin. — Après plusieurs analyses d'urine, n'ayant pas révélé d'albumine, on finit par constater que celle-ci existe à la dose de 0,12 1/2 par litre, d'après une analyse faite par M. Ducher, pharmacien de l'Hôtel-Dieu.

Le malade a perdu connaissance ; bouffissure de la face.

L'auscultation du cœur est impossible aujourd'hui ; impossible aussi la numération des globules rouges.

Mort à 11 heures du matin.

Résultat de la nécropsie, faite sous la direction du chef de service :

Les deux reins sont volumineux, lisses et blancs ; la capsule se décortique facilement ; il n'y a pas de kystes. A la coupe, on voit que la substance corticale a plus que l'épaisseur normale : cette substance corticale est, comme la substance médullaire, du reste, pâle, décolorée et très blanche.

Les poumons présentent de l'encombrement charbonneux.

Le volume du cœur est normal ; pas de lésions des orifices.

Rate friable, molle, non augmentée de volume.

Le foie n'offre rien de particulier, non plus que l'estomac.

Intestins pâles et même complètement blancs.

Il semble inutile de dire que, toutes les fois que l'on peut constater la présence de l'albumine, le diagnostic s'impose ; mais quelquefois il n'y en a pas, comme dans l'observation que nous venons de citer, ou elle apparaît seulement la veille de la mort du malade. Oh ! alors, si la gravité du cas semble déjà devoir faire abandonner l'idée d'anémie, il faut s'attacher au moindre signe indicateur, comme à un fil conducteur. Les épistaxis n'entrent pas dans la symptomatologie de l'anémie des mineurs; la diarrhée non plus, comme nous l'avons fait entrevoir, en parlant de l'anémie du Saint-Gothard, encore moins les changements que l'on peut observer dans le rythme du cœur. La plus petite tendance à la production du galop doit être interprétée en faveur de la néphrite. Les souffles anémiques, quand ils manquent dans les cas sérieux, sont aussi contre l'idée d'une simple anémie.

Leucémie. — La leucémie, elle aussi, présentant certains symptômes analogues à ceux de l'anémie, vient encore rendre le diagnostic difficile; toutefois, dans la plupart des cas, le diagnostic de la leucémie est facile : l'hypertrophie de la rate et du foie, les tumeurs ganglionnaires, la débilité générale font songer au diagnostic de leucémie, l'examen du sang lève du reste tous les doutes; la marche des deux affections n'est-elle pas aussi toute différente. Rarement la leucémie présente une durée de plus de deux ans.

Comme on vient de le voir, le diagnostic de l'anémie des mineurs n'est pas toujours facile si l'on veut aller au fond des choses, et les idées que nous venons d'émettre, sont à peu près celles de tous nos chefs de service.

Ces idées ont pour base une pratique hospitalière déjà longue et elles ont reçu leur confirmation d'autopsies nombreuses.

Nous avons essayé de faire le diagnostic différentiel des principales maladies avec lesquelles on pourrait confondre l'anémie des mineurs; mais nous sommes loin d'avoir épuisé le sujet; il nous eût fallu passer en revue une bonne partie de la pathologie. En théorie, l'erreur de diagnostic paraît à peu près impossible à commettre; en pratique, les difficultés se rencontrent à chaque instant. Ainsi, dans certains cas, la toxhémie des houilleurs pourra masquer la tuberculose pulmonaire ou s'associer avec elle. Il nous a cependant semblé inutile de mettre en regard les symptômes des deux maladies. Un fait fort instructif s'est présenté récemment à nous dans une salle de notre chef de service actuel : c'est celui d'un mineur, fils de mineur, évidemment anémique, très probablement toxhémique. Ainsi que tous les mineurs atteints d'anémie que nous avons pu voir à Saint-Étienne, il avait travaillé dans un puits mal aéré, voisin du puits des Rosiers, déjà cité par nous dans l'observation II. Mais en outre le malade portait au sommet droit une lésion tuberculeuse qu'un examen superficiel aurait pu laisser inaperçue et qui évolua avec une très grande rapidité.

Nous croyons utile de donner cette observation en entier.

OBSERVATION VII, Inédite et personnelle.

Recueillie dans le service de M. le Dr ROUSSEL.

RÉSUMÉ. — Mineur, âgé de trente-quatre ans, travaillant depuis l'âge de douze ans dans les mines.

Symptômes d'anémie des mineurs, coexistant avec une tuberculose du sommet droit au début.

Marche très rapide de la tuberculose.

V..., âgé de trente-quatre ans, mineur, entre à l'Hôtel-Dieu de Saint-Étienne, le 20 mai 1892, dans le service de M. le Dr ROUSSEL.

Père bien portant ; c'est un mineur retraité, ayant travaillé plus de quarante ans dans les mines.

Mère morte en couches, presque immédiatement après l'accouchement.

Le malade est marié, et père de deux enfants en bonne santé. Sa femme est bien portante.

Il habite au « petit coin », au premier étage d'une maison bien ensoleillée.

Bonne santé habituelle. Il travaille depuis vingt-deux ans au fond des mines (dès l'âge de douze ans). A travaillé dix-neuf ans pour la Compagnie de Firminy (Roche-la-Molière). Depuis trois ans, travaille au puits de la Loire (Compagnie des mines de la Loire) ; il est de notoriété que l'aération dans cette Compagnie est inférieure à ce qu'elle est dans les autres Compagnies et tout à fait insuffisante.

En septembre 1891, ce malade fit ses treize jours à Clermont même, dans des baraquements. A ce moment-là, le malade prit un point de côté à droite, et se mit à tousser. En janvier 1892, grippe ou influenza, au cours de laquelle il fut soigné pour une pneumonie gauche. Les traces d'un vésicatoire à gauche confirment le dire du malade.

Jamais d'hémoptysie ; le malade qui avait continué son travail de septembre à janvier, et qui se portait bien, s'est mis à maigrir. Perte d'appétit, transpirations nocturnes. L'expectoration ne serait survenue que depuis un mois environ ; mais la toux faisait vomir le malade. Depuis le 1er mai, céphalée intense ; il a arrêté son travail à ce moment-là.

ÉTAT ACTUEL. — Ce qui frappe au premier abord, c'est la pâleur générale du malade ; les muqueuses sont décolorées. La peau blanche, quoique le malade soit brun, offre l'aspect spécial qu'on voit chez les mineurs.

Peau délicate, fine ; quoique amaigri, le malade conserve un certain embonpoint ; il est solidement musclé.

Le soir, un peu de fièvre; la température oscille entre 38°,5 et 37°,4. La nuit, transpirations abondantes.

Toux fréquente : expectoration purement muqueuse, avec des grumeaux plus épais, gris-noirâtres, à cause des particules de charbon qu'ils contiennent.

Poumons. — *Droit.* — En avant, sous la clavicule, submatité évidente jusqu'à la troisième côte; au-dessous, sonorité normale.

Auscultation. — Respiration soufflante : dans l'inspiration, spécialement vers la fin, gros râles secs, peu nombreux dans les inspirations ordinaires; quand on fait exagérer la respiration, les râles deviennent un peu plus nombreux; à partir du troisième espace, ni souffle, ni râles jusqu'en bas.

En arrière : submatité à peine sensible dans la fosse sus-épineuse, l'élasticité y a certainement diminué.

Auscultation. — Fosse sous-épineuse, murmure vésiculaire très diminué, remplacé par un souffle tubaire, doux, aux deux temps dans la moitié externe, là pas de râles, mais si l'on se rapproche de la colonne vertébrale, ce souffle diminue, disparaît dans les inspirations ordinaires, et il est remplacé par des râles assez gros, plus secs qu'humides, aux deux temps, mais plus nombreux dans l'inspiration.

Au-dessous de l'épine de l'omoplate, pas de souffle, mais les râles persistent, moins nombreux, un peu plus fins dans une hauteur de 6 centimètres. A la base, percussion et auscultation normales.

Gauche. — En avant et en arrière, auscultation et percussion normales.

Cœur. — Matité précordiale n'existe pas, elle est masquée par la sonorité pulmonaire, la pointe, difficilement perceptible, est cependant saisissable dans le cinquième espace sur la ligne mamelonnaire; bruits normaux, à la base : foyer pulmonaire, bruits normaux de même qu'au foyer aortique.

Pas de souffle à l'articulation sterno-claviculaire droite.

Le stéthoscope placé entre les deux chefs du sterno-mastoïdien permet d'entendre les bruits du cœur comme renforcés, vibrants, mais sans souffle véritable.

En dehors du chef claviculaire, pas de souffle non plus ; on ne peut saisir de souffle ni sur l'œil, ni dans la fosse temporale.

Pas de douleur épigastrique.

Selles normales.

Ni par la percussion, ni par la palpation, on ne peut saisir la rate.

Matité du foie commence à la septième côte et se termine avec les fausses côtes sur la ligne mamelonnaire. On ne peut saisir le foie à la palpation. Pas d'adénopathie inguinale, axillaire, ni cervicale.

Urines. — Pas d'albumine.

17 juin. — Le malade demande sa sortie.

12 septembre. — Le malade rentre à l'hôpital ; sa tuberculose a fait de rapides progrès.

Le malade se plaint d'une douleur au creux poplité. Phlébite des deux jambes.

L'auscultation du poumon droit révèle des râles caverneux et un souffle très intense.

12 octobre. — Ce malade se cachectise de plus en plus ; malgré nos conseils, il veut à toute force quitter l'hôpital.

Il est mort chez lui le 15 octobre.

Cette observation montre bien la marche rapide qu'a affectée la tuberculose chez ce mineur : le fait est assez rare pour que nous ayons cru devoir publier cette observation : on sait du reste que la phtisie est plus rare chez le mineur que chez les ouvriers affectés à d'autres travaux, les passementiers, les armuriers, etc.

L'encombrement charbonneux ne favorise en rien le développement de la tuberculose, et, lorsqu'elle éclate chez le houilleur, elle y conserve ses caractères ordinaires.

M. le professeur R. Tripier l'a démontré, il y a longtemps déjà, dans un important mémoire, publié dans le

Lyon-Médical [1], il montre que l'inhalation de poussières charbonneuses est incapable de produire les lésions pulmonaires ulcéreuses, attribuées par les auteurs à l'anthracose, et que, lorsque pareilles lésions ulcéreuses existent, elles sont tributaires de la tuberculose. Dans les deux cas qu'il a observés, il s'est trouvé en présence de la forme fibreuse de la tuberculose, décrite par MM. Renaut et Bard, et il tend à croire que cette forme est en rapport avec l'existence de particules charbonneuses en plus ou moins grande quantité dans les poumons.

L'observation, très étudiée, que nous allons publier, est plus complexe encore. Elle concerne un malade, actuellement en traitement dans le service de M. le Dr Cénas, médecin de l'Hôtel-Dieu. Avant de la relater, nous tenons à remercier M. Cénas, qui a bien voulu nous la communiquer et nous permettre de la reproduire.

L'interprétation, comme on le verra, est fort épineuse.

Il s'agit d'un mineur, atteint d'anémie, de l'anémie particulière aux houilleurs ; tel a été jadis le diagnostic de M. le Dr Chavanis. Postérieurement le malade rentre à l'hôpital dans un autre service. Des phénomènes nouveaux se sont produits, on note alors des troubles gastriques bien nets ; une fois, les selles auraient été sanglantes. Dans les fèces, quelques œufs d'ankylostome. Avons-nous affaire à une toxhémie des houilleurs, à une helminthiase, à un ulcère rond ? M. le Dr Cénas se range au diagnostic d'ulcère rond, survenu chez un malade atteint d'anémie des mineurs.

[1] R. Tripier, contribution à l'étude de la tuberculose pulmonaire anthracosique, *Lyon-Médical*, n°s 4, 6, 13, 14, 15, 16, 18, 20, 21 et 22, 1884.

Nous ferons remarquer que, dans ce cas, il y a eu hémorragie intestinale ; le nombre des globules rouges a donc dû diminuer : il existe en effet, une hypoglobulie marquée. Dans un autre chapitre, nous avons insisté sur l'importance de ce signe, au point de vue du diagnostic.

OBSERVATION VIII

Recueillie dans le service du Dr CÉNAS, par M. CHOUPIN,
interne du service.

Mineur, âgé de vingt-sept ans ; symptômes d'anémie ; coexistence probable d'un ulcère rond de l'estomac ; troubles digestifs ; hypochlorhydrie et hypochlorurie ; nombre des globules rouges oscillant entre 2.700.000 et 3.000.000 ; œufs d'ankylostomes dans les matières fécales.

B..., J., vingt-sept ans, mineur, entre le 1er octobre 1892, à l'Hôtel-Dieu de Saint-Étienne, salle Saint-Pierre.

Rien à noter dans les antécédents héréditaires.

B... travaille depuis l'âge de douze ans dans le puits de la Loire, à 600 mètres de profondeur ; il est rouleur ; il travaille tantôt le jour, tantôt la nuit. Il mange tous les jours dans la mine, et il lui arrive souvent de déposer ses aliments sur le sol humide ; il boit de l'eau apportée du dehors ; il s'est toujours bien nourri ; quelques excès alcooliques ; pas de maladie vénérienne ; pas de paludisme. Santé antérieure excellente ; il n'a jamais été malade.

Le début de la maladie actuelle remonte à un an et demi environ. La diminution des forces a été le premier symptôme observé. Le malade s'essoufflait beaucoup plus facilement, et éprouvait des maux de tête ; il digérait bien cependant et n'avait pas de douleurs épigastriques. Voyant que les maux de tête ne disparaissaient point et que la faiblesse augmentait, il s'est décidé à entrer à l'hôpital, où il a fait un premier séjour en 1891, dans le service de M. Chavanis ; pendant ce séjour, il n'a présenté aucun trouble digestif notable ; le diagnostic porté a été *anémie des mineurs*. Quelque temps après sa sortie de l'hôpital, il a commencé à éprouver des douleurs gastralgiques, avec vomissements fréquents. Jamais il n'a eu d'hématémèse ; mais il se rappelle avoir vu, il y a environ huit mois, du sang noir en caillots dans ses matières ; à cette date, il n'avait ni fièvre, ni diarrhée ; pendant quelques jours, à la suite de ce melœna, il a dû cesser son travail, parce qu'il était trop faible. Depuis cette époque, il n'a jamais revu de sang dans ses matières.

Aujourd'hui (1er octobre 1892), il présente une pâleur très accusée de la peau, avec décoloration des muqueuses. Il ne peut plus travailler ; le moindre effort l'essouffle et le fatigue. Il se plaint de maux de tête qui surviennent, soit le jour, soit la nuit ; souvent ils rendent le sommeil impossible. Il accuse des douleurs épigastriques assez vives, s'exagérant après le repas ; mais elles sont tolérables, et ne revêtent jamais une très grande acuité. Il vomit presque tout ce qu'il mange ; les vomissements surviennent généralement une heure après le repas. Constipation. A l'explo ration points douloureux épigastrique et dorsal (douleur en bro che), sonorité stomacale non exagérée ; clapotage sus-ombilical. Abdomen souple, indolore ; rate indolore, matité non appréciable ; foie non sensible à la pression, matité normale. Pas de dilatation côlique ; pas de ballonnement ni relâchement des parois de l'abdomen. Langue normale.

Cœur. — Bruits bien frappés ; pas de souffle ; pas de signe d'hypertrophie.

Pas de souffle dans les vaisseaux du cou ; pas de souffle céphalique.

Poumons. — Dans les deux tiers supérieurs de chaque côté, inspiration rude, expiration obscure.

Dans le tiers inférieur de chaque côté, inspiration et expiration obscures ; râles muqueux sans prédominance d'un côté. Sonorité exagérée à gauche, dans les fosses sus-épineuse, sus-et sous-claviculaire. Sonorité atténuée dans le tiers inférieur droit latéralement ; vibrations non modifiées dans cette région, ainsi que dans les zones de tympanisme.

Il n'existe aucun trouble sensitif ou moteur ; réflexes rotuliens normaux ; pas de stigmate hystérique ou neurasthénique. En aucun point on ne trouve d'hypertrophie ganglionnaire.

Sens intacts : cependant vue un peu diminuée.

Pas d'œdème des membres inférieurs.

Urines : pas de sucre, pas d'albumine.

Température normale.

Régime institué dès l'entrée : 3 litres de lait, deux œufs.

8 octobre. — Les vomissements ont presque disparu : un seul vomissement avant-hier.

16 octobre. — Amélioration notable des troubles digestifs : trois vomissements seulement depuis le 8 octobre. Pas d'amélioration appréciable de l'état général : la pâleur, la céphalalgie et l'essoufflement ne sont pas modifiés.

17 octobre. — On prescrit 40 grammes de protoxalate de fer. On prescrit le régime précédent.

18 octobre. — Poids 56 kilogr. 900.

20 octobre. — En raison de l'amélioration de l'estomac, à cause de l'anémie, on essaye d'ajouter au régime de la viande crue. Le protoxalate de fer, bien supporté, est continué.

21 octobre. — L'examen microscopique des matières fécales révèle la présence d'œufs d'ankylostomes, deux à trois par préparation. On ne trouve pas d'ankylostome, à l'œil nu et à la loupe dans les matières soumises à des lavages successifs (procédé de M. Drivon).

22 octobre. — On donne 8 grammes d'huile éthérée de fougère mâle, et trois heures après 20 grammes d'huile de ricin. Les matières examinées contiennent des œufs d'ankylostome, mais on ne trouve par d'ankylostome malgré un examen attentif et complet.

Le malade ne vomit plus ; il accuse encore quelques douleurs épigastriques et de la céphalalgie.

Numération des globules rouges (faite par M. Ducher).

Le 6 octobre, 2.759.000.

Le 18 octobre, 2.655.000 (moyenne de trois numérations successives. ·

Analyse du suc gastrique (par M. Ducher).

Le 17 octobre repas d'épreuve : 60 grammes de pain, 250 grammes de thé, suc gastrique recueilli une heure après.

Volume recueilli : 90 centimètres cubes.

Caractères : suc filtré parfaitement clair ; coloration rosée ; très visqueux ; odeur *sui generis*, ni fade, ni putride.

Matières solides en suspension : poids $3^{gr},75$. Au microscope : débris de cellules végétales, grains d'amidon ; pas d'hématies.

Réaction : au tournesol, franchement acide.

	gr.	
Acidité totale, en H Cl	0,124	pour 100
Chlorures fixes.	0,1197	—
Chlorures totaux	0,244	—
Acide chlorhydrique libre	0,086	—
Acide chlorhydrique combiné . . .	0,048	—

Pas d'acides lactique, acétique, butyrique.

Existence du Lab-ferment.

Digestion artificielle : ne réussit que par addition de H Cl.

Normalement, soixante minutes après l'ingestion du repas d'épreuve on a :

Chlore total	0,320	pour 100
Chlorures fixes	0,100 à 0,120	—
H Cl libre	0,045 à 0,050	—
H Cl combiné	0,170	—
Acidité totale	0,190	—

Nous avons donc diminution de l'acidité totale, hypochlorhydrie et hypochlorurie.

Analyse des urines (par M. Ducher).

Le 20 octobre.
Volume : 3500 centimètres cubes.
Caractères : jaune très pâle, parfaitement claires.
Densité : 1012.
Réaction : acide.

	gr.			POUR LE VOLUME gr.
Urée	9,296	par litre	soit	32,536
Acide phosphorique . .	1,053	—	—	3,685
Phosphates	2,231	—	—	7,808
Albumine.	néant			
Peptones	0,532	—	—	1,862
Sucre	néant			
Azote total	5,75	—	—	20,125
Coefficient d'oxydation .	0,74	—		

Il s'agit là évidemment de la coexistence d'une anémie des mineurs et d'un ulcère de l'estomac. En présence de ce malade, on peut se demander quelle est de ces deux affections, celle qui a débuté et celle qui prime l'autre. En raison de la marche de la maladie, nous n'hésitons pas à soutenir que c'est l'anémie qui a été la lésion initiale ; c'est longtemps après que l'ulcère de l'estomac est venu s'ajouter à l'anémie.

Que conclure des observations que nous venons de publier ? Une double conclusion s'impose : d'abord la rareté de l'anémie des mineurs dans le bassin houiller de la Loire, puisque dans l'espace de deux ans, nous n'avons pu trouver dans les différents services de l'Hôtel-Dieu de Saint-Étienne que quatre observations d'anémie essentielle.

C'est peu, mais c'est encore trop, et les progrès sans cesse croissants dans la ventilation des mines font espérer que bientôt cette maladie aura disparu.

Des observations que nous venons de publier, il ressort cette autre conclusion : c'est que les mineurs anémiques contractent tous leur maladie dans les mines à « mauvais goût ».

CONCLUSIONS

I. L'anémie des mineurs, bien étudiée surtout depuis l'épidémie d'Anzin (1802) et les travaux de Riembault, Manouvriez, Fabre, Guinard, ne doit pas être confondue comme l'a fait M. Perroncito, avec l'anémie du Gothard (1872-1880).

II. Elle en diffère par :

1° Les conditions d'hygiène toutes différentes dans lesquelles se trouvaient les ouvriers du Gothard et les houilleurs;

2° La symptomatologie ;

3° Le traitement.

III. Aujourd'hui, l'anémie dite des mineurs, devient une rareté dans la plupart des bassins houillers : Saint-Étienne, Commentry, Graissessac ; quand elle existe, elle est due à l'aération défectueuse. Toutes les autres causes qu'on a invoquées pour expliquer l'anémie sont incapables de la produire à l'heure actuelle.

IV. La plupart des mineurs, envoyés dans les hôpitaux sous la rubrique d'anémiques, sont en réalité, pour la plupart, des mineurs atteints soit de néphrite, soit de cancer de l'estomac; leur anémie n'est donc que secondaire.

TABLE

Lyon. — Imp. Pitrat Aîné, A. Rey Successeur, 4, rue Gentil. — 5271